Dr. Dr. Michael Despeghel

2 Tage Diät
sind genug

Dr. Dr. Michael Despeghel

2 Tage Diät
sind genug

Essen Sie 5 Tage, was Sie wollen, halten Sie 2 Tage Diät und nehmen Sie rasend schnell ab

riva

Bibliografische Information der Deutschen Nationalbibliothek:
Die Deutsche Nationalbibliothek verzeichnet diese Publikation in der Deutschen Nationalbibliografie; detaillierte bibliografische Daten sind im Internet über http://d-nb.de abrufbar.

Wichtiger Hinweis
Sämtliche Inhalte dieses Buches wurden – auf Basis von Quellen, die der Autor und der Verlag für vertrauenswürdig erachten – nach bestem Wissen und Gewissen recherchiert und sorgfältig geprüft. Trotzdem stellt dieses Buch keinen Ersatz für eine individuelle medizinische Beratung dar. Wenn Sie medizinischen Rat einholen wollen, konsultieren Sie bitte einen qualifizierten Arzt. Der Verlag und der Autor haften für keine nachteiligen Auswirkungen, die in einem direkten oder indirekten Zusammenhang mit den Informationen stehen, die in diesem Buch enthalten sind.

Für Fragen und Anregungen:
michaeldespeghel@rivaverlag.de

Originalausgabe
2. Auflage 2013
© 2013 by riva Verlag, ein Imprint der Münchner Verlagsgruppe GmbH
Nymphenburger Straße 86
D-80636 München
Tel.: 089 651285-0
Fax: 089 652096

Alle Rechte, insbesondere das Recht der Vervielfältigung und Verbreitung sowie der Übersetzung, vorbehalten. Kein Teil des Werkes darf in irgendeiner Form (durch Fotokopie, Mikrofilm oder ein anderes Verfahren) ohne schriftliche Genehmigung des Verlages reproduziert oder unter Verwendung elektronischer Systeme gespeichert, verarbeitet, vervielfältigt oder verbreitet werden.

Journalistische Bearbeitung: Christine Waldmann
Rezepte: Doris Muliar
Redaktion: Helga Thamm
Umschlaggestaltung: Pamela Machleidt
Satz: Georg Stadler
Druck: CPI – Ebner & Spiegel, Ulm
Printed in Germany

ISBN Print 978-3-86883-333-1
ISBN E-Book (PDF) 978-3-86413-412-8
ISBN E-Book (EPUB, Mobi) 978-3-86413-413-5

Weitere Informationen zum Verlag finden Sie unter
www.rivaverlag.de
Beachten Sie auch unsere weiteren Verlage unter
www.muenchner-verlagsgruppe.de

Inhalt

Vorwort 9

1. **2 Tage Diät sind genug: Wie funktioniert das?** 11

2. **Das Ziel: auf Dauer schlank und gesünder leben!** 15
   Warum Veränderungen so schwerfallen 16
   Bedürfnisse und innere Motive 16
       Wie innere Motive unsere Vorhaben boykottieren 18
       Wie Gewohnheiten Veränderung blockieren 19

3. **Warum abnehmen?** 21
   Ein guter Grund ist Ihr Wohlbefinden 21
   Die Diätfalle: Warum normale Diäten nicht nachhaltig wirken ... 24
   Gesundes Verhalten – so geht es! 30
       Fragebogen: Meine Lifestyle-Biografie 31
       Motivationsgeheimnis Gefühl 36
       Programmieren Sie sich positiv 37

4. **Es geht um Ihre Gesundheit** 39
       Gesundheitskiller Bauchfett 40
       Stoffwechselzentrale Bauch 40
       Was geschieht beim Stoffwechsel? 41
       Die Funktion der inneren Organe 43
       Die Funktion der Hormone im Stoffwechsel 44
       Wenn der Hormonstoffwechsel außer Kontrolle gerät ... 47
       Insulinresistenz und Hyperinsulinämie 48
       Bauchfett als Hauptursache für Diabetes mellitus Typ 2 .. 49
       Helfer in Not: Adiponectin 50
       Anstieg von Angiotensinogen und Fibrinogen 51
       Überproduktion von Leptin 52

    Serotoninmangel 52
    Mangel an Geschlechts- und Wachstumshormonen 54

5. Der Bauchfett-Check 57
    Diagnostische Maßnahmen 60
    Ihr Bauchumfang: der Wahrheit auf der Spur 62
    Wie das innere Bauchfett entsteht 64
        Erbliche Veranlagung 64
        Zu viel, zu fett, zu süß 65
        Keine Zeit! 66
        Tückisch: Alkohol 69
        Zu wenig Bewegung 70
        Rauchen schadet nicht nur der Lunge 75
        Über allem thront die Psyche 76

6. Stoffwechsel-Fitness – so erreichen Sie sie 79

7. Machen Sie den Selbstcheck 83
    Ihre Fitness: Wie beweglich und leistungsfähig ist Ihr Körper? . . . 83
        Test für Beweglichkeit 83
        Test für Kraft 85
        Test für Koordination 88
        Gesamtergebnis: Summe aller Fähigkeiten 89
    Ihr Energiebedarf: Wie viele Kalorien verbrauchen Sie pro Tag? . . . 90
    Ihr Bauchumfang: ein Gesundheitsrisiko? 92

8. Ihr Weg zum Wunschgewicht: viel leichter als gedacht! . 95
    Fünf Tage essen, zwei Tage fasten 95
    Geheimwaffe Eiweiß 103
    Rezepte: So schmeckt's und die Kilos schmelzen 109
        Geflügel und Fleisch 109
        Fisch 128
        Vegetarisch 140
        Vegan 147

Ihr Leben ändern – aber wie? 149
   Den inneren Widersacher akzeptieren 150
   Körperliche Aktivitäten entwickeln 153
   Bewegung im Alltag 156

9. Auch für Sportmuffel: geringer Aufwand – tolle Ergebnisse 161
Mit Hilfe der Muskeln: Krafttraining aus anderer Sicht 164
   Mini-Workout: nur 12 Minuten Krafttraining täglich –
   und die Pfunde purzeln 165
HIIT – intelligentes Training für Ausdauer und Kraft 169
   Ideal: Laufen 171
   Ihr persönlicher HIIT-Test 175
   Ihre HIIT-Trainingspläne 181
   Effiziente Dehnübungen 187
Wann ist die beste Trainingszeit? 189

10. Die Hochs und Tiefs: Wie Sie die schweren Momente meistern 193
   Was tun bei Heißhunger? 198
Das Rubikon-Modell: willentliche Steuerung und
Motivationsfähigkeit 199
   Ändert sich die Motivationsfähigkeit mit dem Alter? 201

Machen Sie mit – es lohnt sich! 203

Vorwort

Liebe Leserinnen, liebe Leser,

um die Volksgesundheit in Deutschland steht es schlecht. Übergewicht macht (sich) breit und breiter. Trotz angeblich todsicherer, supereinfacher und blitzschneller Diäten aus Magazinen und Büchern hat sich für diejenigen, die bereits verschiedene Schlankheitskuren hinter sich haben, nichts geändert. Eher im Gegenteil. Neben Resignation bleibt das ungute Gefühl, versagt zu haben, denn nach den Hungertagen essen die meisten Menschen wieder wie zuvor und die Waage dokumentiert das Scheitern. Egal, ob Glyx-, Brigitte- oder Kohlsuppen-Diät, sobald die »Verzichttage« vorbei sind, geht es bei rund 95 Prozent mit dem Gewicht wieder aufwärts.

Warum das so ist, erfahren Sie in diesem Buch. So viel aber vorweg: Unser Körper kennt eine Menge Tricks, um sein Ausgangsgewicht hartnäckig zu verteidigen. Nachhaltigen Abnehmerfolg garantieren deshalb vor allem solche Abnehmpläne, bei denen Sie Ihre Essens- und Lebensgewohnheiten komplett umstellen und nichts bleibt, wie es war. Doch wer kann das schon? Wer bringt so viel Willenskraft und Durchhaltevermögen auf? Das schaffen nur wenige. Die anderen scheitern an ihren Gewohnheiten und an der Tatsache, dass viele Programme einen nicht unbeträchtlichen Masochismus voraussetzen. Der Rückfall in den alten Lebensstil wird als vernichtendes Versagen und Frust erlebt. Ein Teufelskreis.

Sie wollen Ihren Lebensstil gar nicht grundlegend ändern? Sie wollen auch nicht hungern oder auf Genuss verzichten? Dann haben wir das beste Rezept für Sie: unsere bedürfnisorientierte 2-Tage-Diät, denn zwei Tage Diät sind genug. Das revolutionär neue Abnehmkonzept ist ganz einfach und für jeden machbar. Es erfordert keine große Disziplin und auch keinen komplett veränderten Lebensstil. Sie müssen weder hungern noch verzichten und trotzdem werden Sie garantiert dauerhaft an Gewicht verlieren. Der Clou: An fünf Tagen der Woche essen Sie, was Sie wollen, und leben wie bisher. Lediglich an den zwei anderen Tagen schnallen Sie den Gürtel etwas enger und genießen eine auf 500 Kalorien reduzierte, eiweißreiche Kost. Unterstützt wird der Abnehmerfolg durch individuell angepasste und sehr effektive Bewegungseinheiten, die auch für Sportmuffel geeignet sind. Die 2-Tage-Diät lässt die Pfunde nur so purzeln ... Versprochen!

Dr. Dr. Michael Despeghel

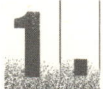

2 Tage Diät sind genug: Wie funktioniert das?

Verzichtreiche, quälende Diäten mit Jo-Jo-Effekt waren gestern. Heute verlieren Sie lieber nachhaltig Gewicht mit Freude und Genuss! Die 2-Tage-Diät macht's möglich. Sie ist simpel und für jeden geeignet. Alles, was Sie dafür brauchen, ist

- die Lust auf einen schlankeren und gesünderen Körper (ab Seite 21 finden Sie gute Gründe, warum Sie diese Lust unbedingt haben sollten),
- Appetit auf tolle neue Rezepte (ab Seite 109 machen wir Ihnen ultimative Vorschläge),
- ein bisschen Geduld und Durchhaltevermögen. Denn mit der 2-Tage-Diät nehmen Sie zwar schnell und stetig, aber nicht zu viel auf einmal ab.

Der Erfolg ist sicher – und zwar ohne Jo-Jo-Effekt ... Garantiert!

Die Idee ist einfach und sensationell: Sie essen an fünf Tagen der Woche, was Sie möchten. Sie brauchen also nichts zu ändern, keine Kalorien zu zählen und keine Gewohnheiten umzustellen. Sie essen wie immer und wie es Ihr Tagesablauf zulässt. Nur an zwei Tagen halten Sie Diät. Dann gibt es eine eiweißbetonte, sättigende Abendmahlzeit mit 500 Kilokalorien. Dafür liefern wir Ihnen leckere, exakt berechnete und exklusiv ausgeklügelte Rezepte für mehr als vier Monate. So haben Sie genügend Abwechslung.

Sie nehmen schnell und sichtbar ab. Sie werden es erleben. Schließlich sparen Sie mit der 2-Tage-Diät, wenn Sie bisher durchschnittlich 2500 Kilokalorien pro Tag zu sich genommen haben, 4000 Kilokalorien (!!) pro Woche. Das bewirkt in zwei Wochen mehr als 1 Kilogramm Gewichtsverlust – zuverlässig und nachhaltig. Die Ernährungsphysiologen berechnen das folgendermaßen: Um 1 Kilogramm Gewicht zu verlieren, müssen Sie 7000 Kilokalorien verbrennen oder einsparen, denn 1 Kilogramm Fett hat einen Brennwert von 7000 Kalorien. Bei einer um 4000 Kilokalorien reduzierten Zufuhr pro Woche (mit den beiden 500-Kalorien-Mahlzeiten der 2-Tage-Diät) ergibt das mehr als 1 Kilo in zwei Wochen. Sie werden es also nicht nur umgehend sehen, sondern vor allem auch spüren! Ihr Körper reagiert positiv und Sie fühlen sich in kürzester Zeit wohler. Am besten verlieren Sie keine Zeit und fangen gleich morgen an. Schließlich strebt jeder Mensch nach einem Körper, in dem er sich wohlfühlt. Ausreden gelten nicht mehr. Heute lernen Sie einen Weg kennen, Ihre Seele zu streicheln und gleichzeitig Ihr Gewicht zu reduzieren.

Sie sehen schon, dieses Buch ist kein Ratgeber für eine übliche Diät. Warum auch? Trotz Hunderter Diätkonzepte, von der Ananas- über die Brigitte- bis zur Kohlsuppen-Diät, hat sich das Übergewicht in der Weltbevölkerung (außer in Dritte-Welt-Ländern) stetig verbreitet. Mit hanebüchenen Konsequenzen: In manchen westlichen Ländern sind 30 Prozent (!) der Menschen ständig auf Diät. Sie verzichten, leiden, quälen sich ... Und was hat es ihnen gebracht? Nichts. Im Gegenteil. Das gilt auch für Deutschland. Das Robert-Koch-Institut nennt in seiner 2013 veröffentlichten Studie zur Gesundheit Erwachsener in Deutschland konkrete Zahlen: Zwei Drittel der Männer (67 %) und die Hälfte der Frauen (53 %) sind übergewichtig. Ein Viertel der Erwachsenen (23 % der Männer und 24 % der Frauen) ist sogar stark übergewichtig, das heißt fettleibig. Das ist alarmierend!

1. 2 TAGE DIÄT SIND GENUG: WIE FUNKTIONIERT DAS?

Dabei haben die meisten Dicken ihr Übergewicht gründlich satt. Die Mehrheit würde lieber heute als morgen die überflüssigen Pfunde loswerden. Dafür gibt es ja auch gute Gründe. Mal abgesehen von Äußerlichkeiten – schlanke Menschen gelten in unserer Gesellschaft als attraktiv, leistungsfähig und sympathisch –, sind natürlich auch die Gesundheit und das Wohlbefinden überzeugende Argumente.

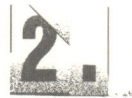

Das Ziel: auf Dauer schlank und gesünder leben!

Wie oft haben Sie in Ihrem Leben schon versucht, etwas an sich zu verändern, weil eine bestimmte Verhaltensweise Sie genervt hat oder Ihnen nicht guttat? Also das Rauchen aufzuhören, mehr Sport zu treiben, zwei Kilo abzunehmen, weniger zu arbeiten und mehr Zeit für Ihre Partnerin oder Ihren Partner und die Familie zu haben etc.? Nur: Wie oft ist es Ihnen tatsächlich gelungen, Ihr gewohntes Verhalten zu verändern? Und wie oft mussten Sie es bei dem bloßen Vorhaben belassen? Einfach mal eben sein Leben verändern? So einfach geht das nicht.

Vielleicht tröstet es Sie, dass Sie mit dieser Erfahrung nicht allein sind. Veränderungen fallen fast allen Menschen schwer. Warum ist das so? Wir haben doch ein konkretes Ziel vor Augen und wir verfügen über ein enormes Faktenwissen aus Fernsehen, Zeitung und Magazinen. Wir wissen, dass Rauchen Krebs verursacht, und uns ist klar, dass wir immer dicker werden, wenn wir mehr essen, als wir brauchen, und uns kaum bewegen.

Wissen allein scheint jedoch nicht auszureichen, um zu handeln. Sonst wäre die Menschheit ganz sicher gesünder. Keiner würde mehr rauchen oder Abend für Abend untätig auf dem Sofa hängen. Wissen motiviert zwar, das ist keine Frage. Doch wo ist der Haken? Warum wird aus guten Vorsätzen nicht sofort ein positiver Lebensstil? An welcher Schraube müssen wir drehen?

Warum Veränderungen so schwerfallen

Verhaltensforscher wissen, dass der Mensch für seine geistig-seelische Unbeweglichkeit gar nichts kann. Unfähigkeit oder ein Mangel an Disziplin sind auch nicht die Gründe dafür, dass es mit dem Abnehmen nicht klappt oder der Bauchumfang ungewünschte Ausmaße annimmt. Vielmehr liegt es daran, dass der Mensch von seinem biologischen Bauplan her nicht auf Veränderungen programmiert ist. Sprich: Der Mensch ist ein Gewohnheitstier. Im Laufe der Evolution machte das auch Sinn. Das half ihm beim Überleben. Regeln und Gewohnheiten schaffen Sicherheit.

Neue Situationen und neue Verhaltensweisen machen dem Menschen Angst. Studien zeigen, dass wir das Positive an einer Veränderung oder an einem gesünderen Lebensstil nicht spontan erkennen können. Im Gegenteil: Wir empfinden allein die Vorstellung, etwa morgens regelmäßig durch den Wald zu laufen, als einen Angriff auf unser wohl eingerichtetes Leben. Auch wenn uns unsere behäbige Lebensweise schon lange nicht mehr guttut.

Fazit: Zwar ist unser Organismus ein hoch kompliziertes Wunderwerk der Natur, doch bezogen auf unser Verhalten, sind wir noch recht urtümlich strukturiert. Diese Urcodes, die bereits das Verhalten der ersten Menschen prägten, sind schuld daran, dass wir nur schwer aus unserer Haut können.

Bedürfnisse und innere Motive

Zu den primären Bedürfnissen des Menschen gehören Sauerstoff, Nahrung, Schlaf, das Vermeiden von Schmerzen, sexuelle Befriedigung, Bewegung ... Sie motivieren uns zu bestimmten Verhaltensweisen und helfen seit Urzeiten, uns am Leben zu erhalten. Trotzdem ist es möglich, diese Bedürfnisse – obwohl (über-)lebensnotwendig – teilweise auszublenden oder zu unterdrücken. Jeder kann eine Weile ohne Schlaf auskommen. Auch ein paar Tage ohne

2. DAS ZIEL: AUF DAUER SCHLANK UND GESÜNDER LEBEN!

Essen übersteht man problemlos. Keinen Sex zu haben ist zwar freudlos, doch man kann ohne ihn leben.

Hinsichtlich der Entwicklung von Verhaltensweisen sind aber unsere sekundären Bedürfnisse entscheidend. Dazu gehören beispielsweise Sicherheit oder Zuwendung. Unser Sicherheitsbedürfnis zählt zu den ursprünglichsten Motivationen für Verhalten überhaupt. Wir müssen uns zwar heute nicht mehr vor wilden Tieren und brandschatzenden Horden schützen, dennoch ist die Angst vor einer Lebensbedrohung tief in unserem Erbprogramm verankert. Sicherheit hält uns am Leben, Unsicherheit bedroht uns.

Sicherheit bieten beispielsweise ein gefahrloser Rückzugsort und eine verlässliche Ernährungslage. Und nun beschließen Sie beispielsweise, am nächsten Montag mit dem Abnehmen zu beginnen. Was sagt Ihr Instinkt? »Bist du verrückt? Wenn du das machst, erlebst du magere Zeiten. Mangel und Hunger drohen. Keine gute Idee. Iss lieber weiter wie gehabt.«

Die Moral von der Geschichte: Ihr Vorhaben, Ihre Lebensweise zu ändern, bedroht zunächst Ihr Bedürfnis nach Sicherheit – oder wie in unserem Beispiel die gesicherte Ernährungslage. Das bremst natürlich jeden Plan in diese Richtung erst einmal ungewollt aus. Denn unser Verstand, also unser reiner Wille, ist völlig chancenlos gegen unsere inneren Motive. Das Programm lautet: lieber einen dicken Bauch als Notzeiten.

Das Projekt Gewichtsabnahme kann deshalb schon vor dem Start zum Scheitern verurteilt sein. Vor allem dann, wenn zum Abnehmen eine Fastenkur oder eine Radikaldiät geplant ist. Selbst wenn wir mit unmenschlich hartem Willenseinsatz eine »Erfolgsdiät« zwei Wochen lang durchziehen, kehren wir danach zu unseren alten, Sicherheit gebenden Gewohnheiten zurück – zutiefst erleichtert, dass der Stress ein Ende hat. Zur Sicherheit legen wir gleich noch ein paar Pfunde mehr zu, als wir vorher schon auf den Rippen hatten. Jo-Jo lässt grüßen.

Wie innere Motive unsere Vorhaben boykottieren

Als ob unser Verlangen nach Sicherheit als Hürde nicht ausreichen würde, machen es uns noch weitere Ur-Codes schwer, ein neues Verhalten einzuüben. Jeder Mensch ist süchtig nach Anerkennung und Zuwendung. Dieses Bedürfnis ist ebenso grundlegend wie das nach Sicherheit. Anerkennung bekommen wir in der Regel von den Menschen, die uns lieben: Eltern, Kinder, Partner oder Freunde, aber auch Vorgesetzte und Kollegen haben Achtung vor uns – sofern wir uns entsprechend verhalten. Wer täglich 16 Stunden im Büro verbringt oder auf den Urlaub verzichtet, um seine Unentbehrlichkeit in der Firma zu demonstrieren, will dafür geschätzt und gelobt werden. Dass er dabei den Kürzeren zieht, weil er auf Entspannung und Freizeit verzichtet, ist ihm zunächst nicht bewusst. Das passiert frühestens, wenn die ersten Krankheitssymptome auftauchen.

Ein anderes Beispiel: Wer sich pflegt, auf seine Figur achtet und sich nach der aktuellen Mode richtet, will dafür bewundert werden. Der kleine, aber feine Unterschied zwischen den beiden Lebensarten: Typ eins verzichtet auf Schlaf, regelmäßige Bewegung sowie Auszeiten und fährt sich mit ziemlicher Sicherheit irgendwann mit einem Burn-out an die Wand. Typ zwei zeigt genauso sein Bedürfnis nach Anerkennung, sorgt dabei aber auch gut für sich selbst. Er bewegt sich regelmäßig, pflegt seinen Körper und verwöhnt sich mit ausgesuchter Kleidung. Wer von beiden Typen das gesündere Verhalten an den Tag legt, ist nicht schwer zu erkennen. Was das mit Ihnen zu tun hat? Ganz einfach. Wenn Sie zu den Zeitgenossen gehören, die ihr Bedürfnis nach sozialer Anerkennung damit befriedigen, dass sie ihren Körper vernachlässigen, sollten Sie rasch umdenken. Schaffen Sie es hingegen, Anerkennung und Zuwendung an einen gesunden Lebensstil und eine aktive Körperwahrnehmung zu koppeln, dann stehen Sie langfristig auf der Gewinnerseite.

2. DAS ZIEL: AUF DAUER SCHLANK UND GESÜNDER LEBEN!

Wie Gewohnheiten Veränderung blockieren

Bekannte wiederkehrende Situationen geben uns Halt und Sicherheit im Alltag. Wir sparen auf diese Weise Kräfte für überraschende oder extreme Momente. Die meisten Menschen richten sich ihr Leben so ein, dass die täglichen Handlungen immer nach dem gleichen Muster ablaufen. Ein Morgenritual aus Aufstehen, Duschen, Anziehen, Frühstücken und Zähneputzen hat absolut seine Berechtigung. Es spart Energie, die wir an anderer Stelle gut brauchen können, und wir haben dabei das Gefühl, dass alles in bester Ordnung ist – das gibt uns Sicherheit.

Derselbe unbewusste Wunsch nach Sicherheit liegt einem anderen Ritual zugrunde. Stellen Sie sich vor, Sie kommen abends nach einem langen Tag nach Hause. Zuerst gehen Sie zum Kühlschrank und holen sich ein Bier heraus. Dann geht es ab aufs Sofa, Füße hoch – halt, erst noch eine Tüte Kartoffelchips, bitte schön. Endgültig perfekt wird Ihr Abendritual mit etwas TV-Sport auf DSF oder einer der vielen Talkshows.

Beide Rituale sind sehr menschlich. Gegen das Morgenritual ist aus gesundheitlicher Sicht nichts einzuwenden. Das Abendritual sorgt dagegen – Sicherheit hin, Geborgenheit her – auf lange Sicht für ein paar Pfunde mehr auf den Rippen und ungesunde Harnsäurewerte. Wenn Sie sich jetzt, aufgerüttelt durch die Angst vor schlimmen Krankheiten, allerdings vornehmen, ab sofort auf die abendliche Bier-Chips-Kombi zu verzichten, passiert Folgendes: In Ihrem Unterbewusstsein schrillen die Alarmglocken! Sobald Sie das vertraute Ritual, den gewohnten Rhythmus durchbrechen, signalisiert Ihr Gehirn: »Hier läuft etwas verkehrt. Etwas ist anders, das bedeutet Gefahr. Mit der alten Gewohnheit habe ich mich sicher gefühlt. Jetzt geht es mir an den Kragen.«

So paradox es klingt, es bringt uns genauso durcheinander, morgens auf die gewohnte Dusche zu verzichten wie abends auf das Belohnungsbier. Aus genau diesem Grund ist es wesentlich schwerer, die Gewohnheiten, die dazu geführt haben, dass Sie sich heute zu dick fühlen, in den Griff zu bekommen, als den Bauch selbst!

Ziele müssen realistisch sein

Die individuellen Voraussetzungen eines Menschen sind das A und O, wenn es um eine nachhaltige Änderung des Lebensstils geht. Nur wenn wir genau wissen, welche Ziele für uns machbar sind, schaffen wir es, uns positiv zu verändern.

3.

Warum abnehmen?

Ein guter Grund ist Ihr Wohlbefinden

Ob Sie sich gefallen und attraktiv finden oder nicht, sehen Sie im Spiegel. Er zeigt Ihnen schonungslos Ihre Problemzonen. Sicher haben Sie sich schon öfter ausgemalt, welche Vorteile es hätte, ein paar Pfunde weniger auf die Waage zu bringen: problemlos die aktuelle Mode tragen. Voller Freude in Badehose oder Bikini zum Baden gehen. Vom anderen Geschlecht positiv wahrgenommen werden. Mehr Spaß an körperlicher Aktivität haben. Leichter durch den Alltag kommen. Sich im eigenen Körper wohlfühlen. Sein eigenes Spiegelbild mögen. Anerkennende Blicke von Fremden ernten ...

Das alles sind richtig gute Gründe, um abzunehmen. Stellen Sie sich einfach vor, wie »leicht« das Leben ohne den Ballast Ihres Übergewichts wäre. Nichts beschert Ihnen mehr Lebenslust als die Zufriedenheit mit sich und Ihrem Körper. Sie hat das Potenzial, Ihr komplettes Leben im positiven Sinn zu ändern.

Bei Andreas Fischer (28) hat es funktioniert – er hat mit der 2-Tage-Diät 46 Kilogramm abgenommen. Ende 2011 wog der 1,90-Meter-Mann noch 127 Kilogramm. Dabei war er als Kind immer viel zu dünn. Seine Mutter machte sich Sorgen und mit zwölf Jahren wurde er sogar auf Kur geschickt – nach Bayern. Sechs Wochen, in denen er sich rundum wohlfühlte und die ihn bis heute geprägt haben. Später jedoch wurde er, so nennt er es selbst, zum »Glücksfresser«. Er erzählt:

2 TAGE DIÄT SIND GENUG

Ich war eher ein Einzelgänger und hatte wenige Freunde. Die Unzufriedenheit mit meinem Privatleben kompensierte ich mit Essen. Zwar bekam ich Bestätigung in meinem Beruf, denn ich war als Molkereitechniker recht erfolgreich, doch über meine Unsicherheiten und Minderwertigkeitskomplexe half mir das nicht hinweg. Den Ausgleich verschaffte ich mir über das »Futter«. So kam es häufiger vor, dass ich abends nach der Arbeit zum McDrive fuhr und mir für 25 Euro Fast Food bestellte. Das waren dann sechs Cheeseburger, eine 20er-Box Chicken McNuggets, ein bis zwei Fischburger, zwei Tüten Pommes, ein großer Milchshake und eine große Cola – alles für eine Mahlzeit!« Andreas Fischer wusste, dass eine solche Ernährung nicht in Ordnung war: *»Doch es war mir egal! Ich freute mich jeden Abend auf meine Fressorgie.«*

So ging das einige Jahre, bis der junge Mann genug davon hatte, dass er nach wenigen Treppenstufen völlig außer Atem kam und er beim Bücken seinen Bauch nicht mehr weit genug einziehen konnte, um seine Schuhe binden zu können. Für seine geliebten Wanderungen fehlte ihm die Puste und er schämte sich zu sehr, in ein öffentliches Schwimmbad zu gehen. Zu guter Letzt reute ihn das viele Geld, das für das tägliche Fast Food draufging. Heute sagt er:

Das Essen war eine Sucht – wie bei einem Alkoholiker. Ständig musste ich mir etwas in den Mund schieben. Also aß ich zwischen den sowieso schon üppigen Mahlzeiten auch noch viele süße Snacks. Diese Sucht wollte ich mir gehörig versalzen. Dafür habe ich mir plakativ vor Augen geführt, wie unattraktiv ich bin. Mit dem Spiegel gelang das nicht optimal, denn im Hemd sah ich nach meiner Einschätzung immer noch passabel aus. Aber auf Fotos konnte ich mich nicht mehr sehen. Sie zeigten mir die ganze Wahrheit.

Mein Plan war es, bis zu meinem 30. Geburtstag unbedingt besser auszusehen, gesünder und fitter zu sein. Die Wende kam dann Ende 2011, als ich Dr. Dr. Michael Despeghel traf. Er empfahl mir die 2-Tage-Diät. Sie klang für mich sehr akzeptabel, denn ich schreckte davor zurück, meine komplette Ernährung umzustellen. An zwei Tagen pro Woche die Kalorienzufuhr zu reduzieren schien mir aber machbar. Der Erfolg stellte sich unverzüglich ein. Die rasch verlorenen Kilos motivierten mich so stark, dass ich mir vornahm, mich nun doch – über die zwei Tage hinaus – gesünder zu ernähren. Zunächst stellte ich das Essen von Fast Food komplett ein. Parallel ging ich in der Firma zu unserem Kantinenchef und bestellte täglich Suppe mit Vollkornbrot. Und ich fing an, jeden Abend zu Hause zu kochen. Anfangs habe ich allerdings nach wie vor zu viel gegessen. Dann las ich über das Thema »Insulinspiegel« und verstand noch besser, warum man möglichst wenige Kohlenhydrate bzw. einfachen Zucker zu sich nehmen und vor allem auf die vielen Zwischendurchsnacks verzichten sollte. Ich stieg also auch an den restlichen fünf Tagen auf eiweißreiche Kost um. Magerquark mit Vanille aus der Schote oder Magerquark mit Gurke, dazu Putensteak, vor allem viel mageres Fleisch mit Gemüse oder Salat. Langsam veränderte sich mein Essverhalten komplett

Man kann den Genuss übrigens wunderbar zum Abnehmen nutzen. Eigentlich war ich schon immer ein kleiner Gourmet und hatte viel übrig für richtig gutes Essen. Deshalb war mein Geschmack dafür nicht ganz taub, ich musste ihn nur wieder trainieren, um die unterschiedlichen Aromen von gesundem, frisch zubereitetem Essen wahrzunehmen. Meine Erfahrung ist, dass man seinen Geschmack komplett umkrempeln kann, vor allem die Wahrnehmung von zu Süßem, zu Salzigem oder von Geschmacksverstärkern.

Heute gehe ich sehr bewusst einkaufen. Ich weiß genau, was ich brauche, und ich bin in zehn Minuten mit dem Einkauf fertig. Ich nehme keinen Einkaufswagen, gehe stur an den »gefährlichen« Sachen vorbei und kaufe nur so viel, wie ich mit meinen Händen tragen kann. Das hilft vor allem dann, wenn man es mal nicht verhindern kann, hungrig einkaufen zu gehen. Das sollte man nämlich tunlichst vermeiden!

Zusätzlich hat Andreas Fischer seinen »Abnehmplan« mit Bewegung unterstützt. Er kaufte sich einen Hometrainer und Hanteln. Sein Sportprogramm absolviert er seitdem vor dem Fernseher. Denn auch ihm war klar: Jeder hat seine Vorlieben und seinen täglichen

Rhythmus. Damit die Überwindung nicht zu groß und schwer ist, muss die Veränderung mit dem Leben vereinbar sein. Dafür kann man sich selbst Hilfestellungen geben und Eselsbrücken bauen.

Andreas Fischer ist heute sehr zufrieden mit seinem Leben und seiner Figur:

Ich fühle mich wohl in meiner Haut, habe neue Freunde und beruflich läuft alles bestens. Vor allem genieße ich die interessierten Blicke meiner (weiblichen) Mitmenschen.

Und er gibt all jenen, die noch verzagt sind und sich nicht zutrauen, nachhaltig abzunehmen, Folgendes mit auf den Weg:

Ich habe in den vergangenen Jahren gelernt, dass man ein Vorhaben einfach anpacken muss, auch wenn man sich gar nicht vorstellen kann, dass es gelingt. Fang also an, der Rest ergibt sich von selbst! Wichtig ist, es muss aus dir herauskommen. Diese Einstellung hat mir übrigens auch im Beruf sehr weitergeholfen.

Bei einer solchen Erfolgsstory kommt die Motivation fürs Abnehmen von ganz alleine. Zugegeben, nicht jeder muss und/oder sollte über 20 Kilo verlieren, obwohl die 2-Tage-Diät das langfristig bestens unterstützt. Die meisten haben das Ziel, 3 bis 5 Kilogramm abzunehmen, damit die Lieblingshose wieder passt. Und dafür ist das Konzept der 2-Tage-Diät perfekt geeignet.

Die Diätfalle: Warum normale Diäten nicht nachhaltig wirken

Gehören Sie auch zu den Menschen, die schon länger versuchen, ein paar Pfunde zu verlieren – doch bislang ohne nachhaltigen Erfolg? Sie haben schon alles Mögliche ausprobiert und sind frustriert, weil sich nichts geändert hat? Wir erklären Ihnen, warum das so ist und wie Sie dieser enttäuschenden Diätfalle mit der 2-Tage-Diät entkommen können.

»In ein bis zwei Wochen schlank! Mit Ananas-, Eier-, Kohlsuppen- oder einer Blitzdiät.« Kommt Ihnen das bekannt vor? Dann kennen Sie auch den Frust, den solche Diäten auslösen – und zwar

3. WARUM ABNEHMEN?

nicht nur während der verzichtreichen Fastentage, sondern vor allem durch den nachfolgenden Jo-Jo-Effekt. Das heißt, Sie haben wie geplant abgenommen, doch danach langsam, aber stetig wieder zugelegt. Keine Chance, das mühsam reduzierte Gewicht zu halten. Im Gegenteil, am Ende sind es mehr Kilos als vor der Diät! Welch frustrierender und entmutigender Teufelskreis! Mit dieser Erfahrung sind Sie wahrlich nicht alleine. Viele (übergewichtige) Menschen haben sie schon gemacht. Die meisten sind entnervt und haben aufgegeben, etwas für ihr Wunschgewicht, ihren Körper und ihre Gesundheit zu tun. Sie resignieren, halten sich für schwach oder für Versager. Die Unzufriedenheit ist Dauergast und das Leben bietet kaum noch Freude.

Muss das so sein? Wir sagen Nein! Auf keinen Fall. Wir werden Ihnen helfen, diesem Teufelskreis zu entrinnen. Sie haben bereits den ersten Schritt in die richtige Richtung getan. Sie haben dieses Buch gekauft beziehungsweise angefangen, es zu lesen. Bravo! Gratulation! Bevor wir Ihnen ab Seite 95 genau aufzeigen, wie Sie, leichter als Sie jetzt denken, Ihr Wunschgewicht erreichen können, erklären wir allen interessierten Lesern, warum das mit den Diäten so schlecht läuft und was es mit dem Jo-Jo-Effekt auf sich hat.

Zunächst sollten Sie wissen, dass diese klassischen Diäten, bei denen es meist um quälenden Verzicht und/oder einseitige Ernährung geht, der reinste Frontalangriff auf unseren Körper sind. Unser Organismus nimmt diese »Zeit des Mangels« als akute Hungersnot wahr. Schließlich nehmen Sie üblicherweise bei einer Diät pro Tag nicht mehr als 800 bis 1500 Kalorien zu sich – also deutlich weniger als den Energiebedarf eines erwachsenen Menschen von täglich 2000 bis 2500 Kalorien. Andernfalls gäbe es ja auch keinen Gewichtsverlust.

Die logische Reaktion des Körpers darauf: Er schaltet in den Modus »Not- und Ausnahmezustand«. Damit macht er alles richtig, denn genau so ist er programmiert, seit Tausenden von Jahren. In guten Zeiten speichert er, damit etwas für magere Zeiten übrig ist, und während einer üblichen Diät herrschen für ihn magere Zeiten.

Das heißt, unser Organismus arbeitet im Sparprogramm. Er fährt den Grundumsatz herunter und mit ihm gleich auch die Lebensfreude: kein Antrieb, Probleme, sich zu konzentrieren, und miese Laune. Die Lust auf Süßes beziehungsweise Kohlenhydrate wird übermächtig.

Weil alle unsere Körperfunktionen primär darauf ausgerichtet sind, das Gehirn zu jeder Zeit mit genügend Glukose (Zucker) zu versorgen, damit es zu keiner Unterversorgung kommt, holt sich der Organismus die energiegebenden Kalorien zuerst dort, wo er sie leicht gewinnen kann, nämlich aus der Leber und aus den Muskeln. Die Fettdepots, die wir so gerne abschmelzen möchten, bleiben dagegen unangetastet. Auf diese Weise verlieren Sie zu Beginn und im weiteren Verlauf einer konventionellen Diät erst einmal Körperwasser und Muskelmasse. Stolz und zufrieden registrieren Sie es als erfolgreiche Gewichtsreduktion. Nur leider hat sich am Fettgewebe kaum etwas getan. Das enthüllt die Körperfettwaage.

In der »Hungersnot« greift der Körper zunächst auf seine Kohlenhydratdepots zurück, dann nagt er an den Eiweißdepots mit der tückischen und eigentlich unerwünschten Folge des Muskelabbaus. An die Fetteinlagerungen macht er sich erst, wenn keine anderen Reserven mehr bleiben. Zu diesem Zeitpunkt aber haben Sie Ihre Kurzdiät bereits beendet – in dem guten Glauben, Ihr Ziel erreicht zu haben.

Doch die böse Überraschung folgt: Hat der Körper einmal die Erfahrung des Mangels gemacht und diese Notzeit überstanden, richtet er zur Sicherheit sofort Vorratsdepots ein. Weil die meisten Menschen nach ihrer Hungerkur wieder in ihr altes und falsches Essverhalten zurückfallen, steht jetzt jede Menge Fett zur Verfügung, um die Fettzellen wieder randvoll aufzufüllen. Damit ist der Körper für die nächste Diät bestens gewappnet.

Fatalerweise kommt hinzu, dass im Zuge dieses Jo-Jo-Effekts der allgemeine Energiebedarf des Körpers sinkt. Ganz einfach deshalb, weil Fettgewebe viel weniger Versorgungsenergie benötigt als Muskelmasse. Und genau diese Muskeln haben Sie sich bei Ihrer Diät heruntergehungert. Jedes verlorene Pfund Muskelmasse verringert den täglichen Energieverbrauch um 50 bis 100 Kalorien! Gleichzeitig ist die Lust auf gutes Essen mächtiger als je zuvor, denn der Körper strebt nach seinen alten Proportionen und reagiert mit Hunger. Sie nehmen also wieder zu und stürzen sich bald in die nächste Diät. Doch das Ergebnis bleibt das Gleiche: Ihr Gewicht schaukelt rauf und runter und das dazu«gewonnene« Fett lagert sich mit Vorliebe am Bauch an!

Vergessen Sie deshalb unbedingt alle Diäten, die Sie bisher frustriert haben, und machen Sie mit bei der 2-Tage-Diät. Sie hilft Ihnen, Ihr Bauchfett abzuschmelzen und Ihr Wunschgewicht zu erreichen! Dann laufen Sie auch keine Gefahr mehr, auf prominente Diätlügen hereinzufallen, wie zum Beispiel:

1. Lightprodukte
Das Angebot an sogenannten Lightprodukten ist riesig. Sie sollen angeblich beim Gewichthalten oder Abnehmen helfen, doch das ist falsch. Solche Lebensmittel haben zwar weniger Kalorien, doch sie sättigen schlechter. So müssen wir mehr davon essen, um satt zu sein. Außerdem liefern sie zwar weniger Fett, doch fast immer wird der fehlende Geschmack mit mehr Zucker ausgeglichen. Die Kalorienzufuhr bleibt damit gleich.

2. Viele kleine Mahlzeiten
Dass mehrere kleine Mahlzeiten über den Tag verteilt beim Abnehmen helfen, konnte bisher nicht bewiesen werden. Tatsache ist, dass es nicht darauf ankommt, wie häufig jemand isst, sondern welche Mengen. Die Zufuhr der Gesamtkalorien entscheidet über Zu- oder Abnahme – egal, ob sie in drei oder fünf Mahlzeiten konsumiert werden. Wer abnehmen will, muss mehr Kalorien verbrauchen, als er zu sich nimmt.

3. Abnehmen mit Heilfasten
Nur noch Wasser, Tee und Gemüsebrühe? Anhänger des Heilfastens wollen damit den Organismus von Schlacken und Giftstoffen befrei-

en. Doch im Körper entstehen keine Gifte, sondern nur Stoffwechselprodukte und diese gelangen beim Heilfasten sogar vermehrt ins Blut und belasten Leber und Nieren. Entlastet wird allerdings der gesamte Verdauungsapparat. Zum Abnehmen ist Heilfasten allerdings nicht geeignet. Zwar schmelzen ein paar Kilos schnell, doch danach schlägt der Jo-Jo-Effekt umso härter zu. Warum? Weil der Körper während des Fastens seinen Energiebedarf um bis zu 40 Prozent reduziert. Wer danach wieder normal isst, füllt damit vor allem seine Fettdepots auf.

4. Ohne Abendessen schmelzen die Pfunde
Inzwischen hat es sich herumgesprochen, dass die Energiebilanz des gesamten Tages entscheidet. Dabei ist es völlig egal, wann Sie wie viel essen. Nur wer spürbar weniger Kalorien zu sich nimmt, als er verbraucht, nimmt ab. Wer am leichtesten auf das Abendessen verzichten kann – o. k.! Doch Vorsicht: Wer am späten Nachmittag die letzte Mahlzeit zu sich nimmt und erst morgens wieder essen darf, wird möglicherweise durch Hungergefühle im Schlaf gestört. Zusätzlich besteht die Gefahr, dass sich über die lange Essenspause so viel Hunger und Appetit anstauen, dass das Frühstück größer ausfällt als notwendig.

5. Abnehmen nur mit Sport
Wer hofft, nur mit Sport spürbar abnehmen zu können, der irrt. Sportliche Aktivitäten verbrennen nicht so viele Kalorien, wie die meisten denken. Eine halbe Stunde Joggen etwa schafft gerade mal Platz für einen Schokoriegel. Dabei sind Ausdauersportarten wie Joggen, Schwimmen und schnelles Radfahren die besten Varianten. Aber auch Fitnesstraining und Mannschaftssport wie Volleyball sind sinnvoll. Ohne Umstellung der Ernährung geht es aber nicht.

6. Ananas verbrennt Fett
Das Enzym Bromelain in der Ananas, das die Fettverwertung im Körper verhindern soll, kommt leider gar nicht zum Zug. Es wird

beim Verdauungsvorgang nämlich inaktiviert. Weil die eigentliche Fettverwertung im Darm stattfindet, hat es keine Chance, seine Wirkung zu entfalten. Trotzdem ist die Ananas natürlich eine gesunde Frucht. Ihre Inhaltsstoffe wirken gegen Entzündungen und verbessern die Fließfähigkeit des Bluts. Außerdem ist sie reich an Ballast- und Mineralstoffen.

7. Niedriger glykämischer Index
Der glykämische Index (Glyx) zeigt an, wie stark der Blutzuckerspiegel nach dem Essen eines Lebensmittels ansteigt. Je höher, desto schneller kehrt der Hunger zurück. Wer auf Nahrungsmittel mit hohem Glyx verzichtet, zum Beispiel auf Brot oder Kartoffeln, nimmt automatisch ab. Dafür gibt es keine wissenschaftlichen Beweise, aber widersprüchliche Erkenntnisse. Eine amerikanische Studie etwa zeigte, dass Abnehmwillige mit einer Glyx-Diät nicht mehr Pfunde verloren haben als beim normalen Kaloriensparen. Eine australische Untersuchung führte zu dem Ergebnis, dass die Glyx-Diät im Vergleich zu anderen Abnehmkonzepten weniger bringt. Allerdings speckten die Probanden damit vor allem Körperfett ab.

8. Vor dem Essen kaltes Wasser trinken
Wer vor dem Essen ein Glas eiskaltes Wasser trinkt, nimmt ab. Warum? Weil der Körper Energie aufwenden muss, um das Wasser zu erwärmen. Dabei verbrennt er eine Menge Kalorien. Irrtum! Der Körper braucht gerade mal 30 bis 35 Kilokalorien, um einen Liter Eiswasser auf Körpertemperatur zu erwärmen. Auch die Annahme, Wasser würde vor dem Essen den Magen füllen und damit den Hunger dämpfen, stimmt nur bedingt, denn der Hunger lässt sich lediglich kurzfristig bremsen. Als Hungerbremse zwischen den Mahlzeiten ist ein großes Glas Wasser – dann zimmertemperaturwarm – aber durchaus empfehlenswert.

Körperzusammensetzung und Älterwerden

Zwischen dem 25. und 65. Lebensjahr legt jeder zweite Deutsche mindestens 15 Kilogramm an Gewicht zu. Das hängt mit Veränderungen im Energiestoffwechsel und Hormonhaushalt, mit zu wenig Bewegung und Muskelaktivität im Alltag sowie mit falscher Ernährung zusammen. Parallel dazu nimmt das Bauchfett um etwa 20 bis 35 Prozent zu. Der weibliche Körper legt durch das Absinken der Hormone Östradiol, Progesteron und Testosteron während der Wechseljahre zusätzliche Bauchfettpolster an. Neben den Eierstöcken ist das weibliche Fettgewebe der bedeutendste Östrogenproduzent. Bis zu einem gewissen Grad versucht der weibliche Körper also, den Östrogenmangel durch mehr Bauchfett zu kompensieren.

Bei Frauen und Männern sinkt zudem mit steigendem Lebensalter die verfügbare Reserve an Testosteron. Bauchfett wird dann weniger leicht abgebaut, eine schmächtig gewordene Muskelmasse nur mühsam wieder aufgebaut. Wer seine Fitness wenig trainiert, befördert diesen Prozess und lagert sein Fett an falscher Stelle ein – im Bauch, in der Leber, in den Muskeln ...

Ein Trost: Auch an dieser Schraube lässt sich drehen. Studien haben gezeigt, dass selbst 60-Jährige ihre Gewichtsprobleme mit dem richtigen Ernährungs- und Bewegungsprogramm gut in den Griff bekommen können.

Gesundes Verhalten – so geht es!

Von klein an erlernen wir bestimmte Verhaltensweisen, die unser Überleben sichern. Sie können sinnvoll und gesund sein, wie beispielsweise regelmäßige Schlafenszeiten oder sich beim Fußball auszupowern. Es können sich aber auch ganz ungesunde Verhaltensweisen einprägen, wie etwa brav still zu sitzen, anstatt sich zu bewegen, oder Süßigkeiten zu essen, wenn man sich geärgert hat.

Gewohnheiten, nützliche wie schädliche, manifestieren sich sehr früh.

Nehmen Sie sich deshalb etwas Zeit und werfen Sie einen Blick in Ihre eigene Verhaltensbiografie. Wenn Sie wissen, wie Ihre individuelle Geschichte aussieht, die hinter Ihrem aktuellen Lebensstil steckt, können Sie sich ganz bewusst für einen neuen entscheiden. Diesen Prozess nennt man Biografiearbeit. Er stammt aus der Psychologie. Wir haben einen detaillierten Fragebogen entworfen, der sich auf Erkenntnisse der Verhaltenstherapie stützt. Damit können Sie sich seelische Inhalte bewusst machen, die sich hinter Ihrem Verhalten verbergen. Ziel ist es, wieder die Kontrolle über sich und Ihren Körper zu gewinnen, wieder aktiv die Verantwortung für Ihre Gesundheit und Ihr Wohlbefinden zu übernehmen und endlich ins Handeln zu kommen.

Fragebogen: Meine Lifestyle-Biografie

Die Fragen sind unterteilt in die Bereiche

- Lifestyle-Biografie: Hier können Sie für sich klären, welche Wurzeln Ihr heutiger Lebensstil hat.
- Selbstbild und Fremdbild: Hier geht es um die körperliche Selbstwahrnehmung und wie Sie bei anderen ankommen, wie viel Anerkennung Sie für Ihr Aussehen/Ihre Außenwirkung erhalten.
- Selbstfürsorge: Hier können Sie feststellen, wie viel Sie sich wert sind und welchen Einsatz Sie für sich selbst bringen.
- Genuss und Entspannung: Hier klärt sich Ihre Einstellung zu einem positiven Lebensgefühl.
- Lebensstiländerung: Hier treffen Sie erste Überlegungen für eine Neuorientierung und klären für sich, wie Sie sich am besten motivieren.

Der Bewusstwerdungsprozess hilft Ihnen dabei, Ihren schädlichen Gewohnheiten nicht mehr ausgeliefert zu sein. Sie erkennen, was sich hinter ihnen verbirgt. Klären Sie für sich deshalb jetzt, welche Wertvorstellungen, Denkmuster und Erwartungen bei Ihnen zur Gewichtszunahme geführt haben. Werfen Sie einen Blick auf Ihr Körperbewusstsein, Ihr Selbstbild und Ihren jetzigen Lebensstil. Nehmen Sie sich Zeit für sich und beantworten Sie alle Fragen spontan und aus dem Gefühl heraus.

Lifestyle-Biografie
- Wie war Ihr Körperbewusstsein in Ihrer Kindheit und Jugend ausgeprägt? Welche Rolle spielten beispielsweise Körperpflege und körperliche Ästhetik in Ihrer Kindheit und Jugend?
- Wurden Sie für Ihr Aussehen geliebt oder gelobt?
- Welche Rolle spielte Ernährung in Ihrer Kindheit und Jugend?
- Welche Rolle spielt Ernährung heute in Ihrem Leben/in Ihrer Partnerschaft/Familie?
- Wie fühlen Sie sich beim Essen?
- Wie fühlen Sie sich, wenn Sie zu viel essen?
- Welche Rolle spielten Bewegung und Sport in Ihrer Kindheit und Jugend?
- Welche Rolle spielen Bewegung und Sport in Ihrem heutigen Alltag?
- Wie fühlen Sie sich, wenn Sie sich körperlich verausgaben?
- Gab es eine Zeit, in der Sie sich richtig wohlgefühlt haben mit Ihrem Körper? Wenn ja, wann und unter welchen Umständen?

Selbstbild und Fremdbild
- Mögen Sie sich in Ihrem jetzigen körperlichen Zustand?
- In welchem körperlichen Gesamtzustand finden Sie sich in Ordnung?
- Was mögen andere an Ihrem Körper, was nicht?

3. WARUM ABNEHMEN?

- Welche Auswirkungen haben Ihr derzeitiger Lebensstil und Ihr Gesundheitszustand auf Ihr direktes Umfeld, also auf die Partnerschaft, Familie und Freunde?
- Welche Vorbilder haben Sie? Wie möchten Sie gerne aussehen?
- Welches Vorbild lässt sich für Sie auch umsetzen? Welches ist realistisch (z. B. statt Brad-Pitt-Waschbrettbauch kein Bauchfett und mehr Ausdauer)?
- Was möchten Sie für sich erreichen und warum?

Selbstfürsorge

- Wodurch fühlen Sie sich wertvoll?
- Was ist Ihnen wichtig im Leben?
- Für welche der genannten Aspekte investieren Sie viel Zeit und Energie?
- Welche primären Bedürfnisse (Schlaf, gesunde Ernährung, frische Luft, Bewegung, Sexualität, Gesundheit im Allgemeinen, seelisches Gleichgewicht) kommen dabei Ihrer Meinung nach zu kurz?
- Wer hat etwas davon, wenn Sie zu wenig für sich sorgen?
- Wie fühlen Sie sich mit Ihrem derzeitigen Ess- und Bewegungsverhalten?
- Welche Ängste in Bezug auf Ihre Gesundheit machen Ihnen zu schaffen?
- Sind Sie besorgt über die möglichen Folgen Ihres Übergewichts? Schreiben Sie, was Ihnen Unbehagen bereitet und wie Sie sich dabei fühlen.
- Wie viel Zeit haben Sie pro Woche für gesundheitsfördernde Aktivitäten (Sport und Entspannung) reserviert?
- Wie viel Zeit widmen Sie täglich Ihrem Körper (Pflege, Sport, Sauna, Massage etc.)?
- Wie viel Zeit widmen Sie Ihrem Körper pro Woche?
- Genießen Sie Ihre Körperpflegeeinheiten oder geschehen sie eher automatisch?

- Wie wichtig ist Ihnen Ihre Gesundheit? Welche Präventionsmaßnahmen treffen Sie regelmäßig (z. B. Check-up beim Hausarzt, Entspannungstechniken, Kreativitätstechniken, Körperpflege, Wellness, Urlaub in der Natur, Sporturlaube o. Ä.)?
- Wie entspannen Sie sich nach einem anstrengenden Tag?

Genuss und Entspannung
- Wie wichtig ist Ihnen Genuss im Leben?
- Was verschafft Ihnen Genuss?
- Was essen/trinken Sie am liebsten? Nennen Sie drei Ihrer Lieblingsessen.
- Welche geschmacklichen Vorlieben haben Sie?
- Welche Art von Entspannung tut Ihnen gut (Schlafen, Joggen, Walken, Schwimmen, Entspannungstechniken, Sex etc.)?
- Welche Bewegungsarten/Sportarten liegen Ihnen am meisten? Was können Sie sich für sich vorstellen? Was könnte Ihnen Spaß machen?

Lebensstiländerung
- Wenn Sie Ihren Lebensstil umstellen, also gesünder essen, sich mehr bewegen und mehr auf Ihre körperlichen Bedürfnisse achten: Bei welchen Verhaltensweisen – verglichen mit den »alten« – geht es Ihnen besser?
- Welche Verhaltensweisen belasten Sie und verursachen Ihnen Unbehagen? Begründen Sie bitte Ihre Antworten.
- Wenn Sie Ihr Essverhalten umstellen, welche Auswirkungen hat das auf Ihren Alltag? Welche Vor- und Nachteile haben Sie davon?
- Wenn Sie Ihr Bewegungsverhalten umstellen: Welche Auswirkungen hat das auf Ihren Alltag? Welche Vor- und Nachteile haben Sie davon?
- Wenn Sie nun die Vor- und Nachteile eines neuen Lebensstils gegeneinander abwägen, welche Änderungen sind mit Ihrem Alltag wirklich vereinbar? Welche könnten Sie überfordern?

3. WARUM ABNEHMEN?

↗ Glauben Sie, dass Sie mit Ihrem neuen Lebensstil Ihr Umfeld positiv beeinflussen und ein gutes Vorbild abgeben könnten? Wie wird sich das auswirken?

↗ Stellen Sie sich vor, Sie machen regelmäßig Sport und leben gesund, ohne dass Ihnen dabei etwas fehlt. Wie geht es Ihnen damit? Wie sehen Sie aus, wenn Sie dann in den Spiegel schauen?

Wie fühlen Sie sich jetzt? Sie haben sich ausgiebig Zeit genommen, um Ihren Bedürfnissen, Wünschen, Ihrem (unbewussten) Verhalten sowie Ihren bekannten und unbekannten Schwächen auf die Spur zu kommen. Das ist aller Ehren wert und verdient Respekt. Nutzen Sie diese wahrscheinlich zum Teil neuen Erkenntnisse über sich selbst, um einige positive Veränderungen für sich herbeizuführen. Doch überfordern Sie sich nicht dabei! Am besten notieren Sie jetzt gleich drei Punkte, an denen Sie ab sofort arbeiten möchten. Welche Themen könnten das für Sie sein? Was ist realistisch? Wo möchten Sie diesbezüglich in sechs Monaten stehen? Bitte notieren Sie Ihre Ziele!

1. Aktueller Istzustand: _____

   _____

2. Wunschzustand in 6 Monaten: _____

   _____

3. Aktueller Istzustand: _____

   _____

4. Wunschzustand in 6 Monaten: _____

   _____

5. Aktueller Istzustand: _____

_____

6. Wunschzustand in 6 Monaten: _____

_____

Motivationsgeheimnis Gefühl

Der Mensch ist kein rein rationales Lebewesen, vielmehr bestimmen Gefühle unser Sein und Trachten. Regiert werden wir also von unserer Intuition und unseren Emotionen – und zwar ohne dass wir es bewusst wahrnehmen.

Ob und was wir lernen, hängt deshalb weniger mit unserer Reflexionsfähigkeit als mit unseren Gefühlen zusammen. Unser Gehirn nimmt unentwegt Reize und Einflüsse von außen auf und verarbeitet sie. Manche Impulse sind stark, sodass sie sich fest in uns verankern und als Erfahrungen oder Gewohnheiten immer wieder abgerufen werden. Ob wir bereit sind, diese Impulse zu festigen, hängt allein davon ab, wie wir uns während des Lernprozesses fühlen. Wenn wir uns bei einer bestimmten Lernerfahrung wohlfühlen, verankert sich der Impuls sofort. Verunsichert uns ein Impuls oder macht er uns Angst, verzichten wir auf ihn.

Die Kunst dabei ist, einer neuen Verhaltensweise etwas Positives abzugewinnen. Sie muss glücklich machen und uns mit Stolz erfüllen. Der Lernprozess sollte außerdem über einen längeren Zeitraum erfolgen und nicht Schlag auf Schlag. Dann sollte das neue Verhalten nicht zu unterschiedlich zu dem bisher geübten Verhalten sein. Das heißt, die Diskrepanz zwischen Soll und Ist sollte so minimal wie möglich sein. Dann ist eine Zielsetzung realistisch. Und die Zielsetzung muss Sinn machen.

Die 2-Tage-Diät setzt solche erreichbaren Ziele, deshalb ist es leicht, ihr zu folgen. Jedes Teilziel, das Sie dabei erreichen werden –

weniger Bauchfett durch gesunde Ernährung, mehr Fitness durch mehr Bewegung –, wird Sie glücklich machen. Ihr Bauch-weg-Tagebuch (auf Seite 155) zeigt Ihnen täglich schwarz auf weiß, was Sie für sich erreicht haben. Die regelmäßige Aktivität bringt Ihnen Entspannung und ein besseres Stressmanagement. Der dahinschwindende Bauch macht Sie attraktiver. Das alles sorgt für gute Gefühle. Und diese sind der Ansporn dafür weiterzumachen.

Programmieren Sie sich positiv

Sie können jetzt bisherige Misserfolge mit Diäten und auch anderen gescheiterten Vorhaben richtig einordnen. Diese haben mit Ihnen und Ihrem Potenzial nichts zu tun. Gewöhnen Sie sich jetzt an den Gedanken, dass Sie Ihren Plan, abzunehmen und fitter zu werden, wirklich realisieren werden! Verbannen Sie alle negativen Gefühle hinsichtlich Übergewicht, Bauchfett und Ihrem aktuellen Trainingszustand. Machen Sie sich stattdessen mit positiven Gedanken vertraut. Wie toll fühlen Sie sich, wenn Sie mit etwas Geduld Ihr Ziel erreicht haben werden?

Die 2-Tage-Diät ist genial einfach und hat schon vielen Menschen geholfen, sich von ihrem Übergewicht zu befreien und ihr Leben wieder aktiv und positiv zu gestalten.

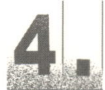

Es geht um Ihre Gesundheit

Falls Sie weitere Anreize brauchen, sich von Ihren ungeliebten Pfunden zu trennen, haben wir für Sie einige stichhaltige Fakten zusammengetragen. Haben Sie Mut, Sie können nur gewinnen!

Sie sollten wissen, dass Ihre »Polster« auch gesundheitliche Risiken bergen. Davon verrät Ihnen Ihr Spiegel nichts. Möglicherweise bekommen Sie aber noch mehr Lust, Ihren Abnehmplan zu verwirklichen, wenn Sie die gesundheitlichen Vorteile kennen. Hier ein paar wichtige Informationen, über die es sich nachzudenken lohnt.

Fett ist nicht gleich Fett. Je nachdem, wo es sich an unserem Körper ansammelt, bedeutet es ein unterschiedliches Gesundheitsrisiko. Wie sich das Fett beim Menschen verteilt, hat zwar auch genetische Gründe, hängt aber vor allem vom persönlichen Lebensstil ab. Ungesundes, einseitiges Essen und das Rumhängen vor dem Fernseher auf der Couch oder stundenlanges Sitzen vor dem Computer sind nicht gerade förderlich. Gesunde Ernährung (wenigstens an zwei Tagen pro Woche) und regelmäßige körperliche Aktivität sind der Schlüssel zu einem gesunden Körper.

Es ist übrigens das Bauchfett, das dem Körper am meisten zu schaffen macht. Hier sitzen die größten Risikofaktoren. Das hat mit dem Stoffwechsel zu tun. Bauchfett verursacht nicht nur zahlreiche schwerwiegende Erkrankungen, es senkt auch die Leistungsfähigkeit dramatisch.

Aktuelle Studien zeigen, dass der Bauchumfang mehr über mögliche gesundheitliche Risiken aussagt als das Körpergewicht oder der Body-Mass-Index (BMI). Die Orientierung am Körpergewicht oder am BMI ist ganz und gar nicht mehr zeitgemäß, weil sie den eigentlichen Gesundheitskiller, das tiefe Bauchfett, nur unzureichend erfassen. Waage und BMI haben deshalb als Risikoindikatoren weitgehend ausgedient.

Ärzte können das Gesundheitsrisiko eines Menschen inzwischen sehr gut mit dem Maßband einschätzen. Wenn der gemessene Bauchumfang bestimmte Richtwerte überschreitet, steigt etwa in Kombination mit einer schwachen Muskulatur das Risiko von schweren Gefäß- und Stoffwechselerkrankungen. Auch die Volkskrankheit Diabetes ist eine Folge von zu viel Bauchfett; weitere sind Bluthochdruck, Herzinfarkt, Schlaganfall und verschiedene Krebsformen.

Gesundheitskiller Bauchfett

Fettzellen haben, je nachdem, wo sie sich im Körper befinden, unterschiedliche Stoffwechselaktivitäten. Höchst aktiv sind die tiefen Fettzellen im Bauchbereich, die Adipozyten. Davon kann ein Erwachsener bis zu 500 Milliarden ansammeln. Hauptaufgabe dieser Fettzellen ist es, Fett für schlechte Zeiten zu speichern. Sie bevorzugen Fette aus der Nahrung, die über das Blut in die Fettspeicher finden. Ernährungsfehler wie übermäßiger Konsum von Zucker und tierischen Fetten wirken sich deshalb auf das tiefe Bauchfett besonders katastrophal aus. Solange wir jedoch nur so viel essen, wie der Körper verbraucht, gibt es keine Probleme. Dann bläht sich die Fettzelle nach dem Essen auf und schmilzt anschließend wieder. Essen wir aber mehr, als der Körper verbrauchen kann, beginnt ein verhängnisvoller Kreislauf: Die Fettzellen werden größer und größer, der Bauchumfang wächst.

Stoffwechselzentrale Bauch

Tief im Bauch befindet sich unsere Vorratskammer, in der vom Frühstück bis zum Abendessen ein Großteil dessen landet, was wir

4. ES GEHT UM IHRE GESUNDHEIT

über den Tag an überflüssigen – also nicht verbrauchten – Kalorien aufnehmen. Bei unserem üblichen Nahrungsüberfluss wird dieser Speicher ständig weiter aufgefüllt, ohne dass von dem eigentlich für schlechte Zeiten gespeicherten Fett jemals wieder etwas abgebaut wird. Wir werden also immer dicker.

Auch wenn man es von außen nicht sieht: Unser Bauch ist ständig in Aktion. Zu jeder Tages- und Nachtzeit finden dort Prozesse statt, die Auswirkungen auf unseren gesamten Körper haben. In den Eingeweiden liegt zudem eine wichtige Schaltzentrale des Verdauungsapparats. Sie erledigt komplizierte Arbeiten wie zum Beispiel die Analyse der Nährstoffzusammensetzung, des Salzgehalts und des Wasseranteils unserer Nahrung sowie die Koordination sämtlicher Aufnahme- und Ausscheidungsvorgänge. Sie kontrolliert auch das ausgeklügelte Zusammenspiel von hemmenden und erregenden Nervenbotenstoffen, anregenden oder blockierenden Hormonen und schützenden oder aggressiven Sekreten.

Was geschieht beim Stoffwechsel?

Sobald wir Nahrung zu uns nehmen, startet in unserem Körper ein hochkomplexes Programm, um sie zu verarbeiten – der Stoffwechsel. Die Nahrung wird dabei in Energie umgewandelt, die wir für alle Körperfunktionen benötigen. Dazu wird sie zunächst in ihre drei Grundbausteine zerlegt: Kohlenhydrate, Fett und Eiweiße. Diese wiederum müssen so aufbereitet sein, dass sie als »Energielieferanten« in jede Körperzelle transportiert werden können.

Die Energie, die für diese Stoffwechselarbeit aufgewendet werden muss, wird in Kilokalorien oder Kilojoule gemessen. Eine Kalorie ist die Maßeinheit für die Energiemenge, die benötigt wird, um einen Liter Wasser um ein Grad zu erwärmen. Die größten Energielieferanten für unseren Körper sind Fette, die pro 100 Gramm satte 930 Kilokalorien (3890 Kilojoule) liefern, gefolgt von Eiweiß, das uns mit 425 Kilokalorien (1780 Kilojoule) pro 100 Gramm versorgt, und den Kohlenhydraten, die 410 Kilokalorien (1720 Kilojoule) pro 100 Gramm liefern.

Wie entsteht überhaupt Hunger? Die Leber signalisiert dem Gehirn, dass ein bestimmtes Glykogenniveau (die Menge der im Körper eingelagerten Zucker) unterschritten ist. Auf diesen »Unterzucker« reagiert das Gehirn alarmiert, indem es nun seine Hauptaktivität auf die Zufuhr des Energieträgers richtet. Wir bekommen Hunger, der Magen knurrt (eigentlich ist es der Darm), damit wir ihn mit Nahrung füllen. Dabei geht es natürlich nicht darum, den Magen zu füllen, sondern letztlich um die nachhaltige Erhöhung des Blutzuckerspiegels. Ist diese erfolgt, signalisiert uns der Körper, dass er satt ist. Das Sättigungsgefühl soll uns dazu bringen, die Nahrungsaufnahme zu beenden.

> **Lebensgrundstoff Zucker**
>
> Beim Vielfachzucker Glykogen handelt es sich um umgewandelte Kohlenhydrate, die sich in der höchsten Konzentration in der Leber (wo sie für andere Zellen gespeichert werden) und in den größten Mengen in der Muskulatur (die das Glykogen selbst verbraucht) befinden. Damit aber die zu Nährstoffen umgewandelte Nahrung überhaupt aufgenommen und weiterverarbeitet werden kann, bedarf es einiger komplexer Vorgänge im Körper, an denen Hormone maßgeblich beteiligt sind. Näheres dazu lesen Sie ab Seite 44.

Der Körper benötigt jetzt all seine Energie für die Weiterverarbeitung der Nahrung. Schließlich müssen gleichzeitig Millionen von Nährstoffen verwertet und Unmengen von Giftstoffen unschädlich gemacht werden. Unser Darm ist deshalb von Billionen Mikroorganismen besiedelt. Sie dürfen ebenso wenig in das Innere unseres Organismus gelangen wie jene, die wir täglich mit der Nahrung oder der Atemluft aufnehmen.

In der richtigen Zusammensetzung entwickeln die Darmbakterien eine höchst förderliche Lebensgemeinschaft mit uns. Denn sie unterstützen die Verdauungs- und Stoffwechselvorgänge und wehren Krankheitserreger ab. Zusammen mit dem Lymphsystem, das an der Darmwand verläuft, sind sie an der Aktivierung von Abwehrzellen (z. B. Lymphozyten) beteiligt, die einen Schutzwall gegen eindringende Erreger bilden. Damit ist unser Darm das größte Immunorgan im Körper. Hier sitzen über 70 Prozent aller Abwehrzellen.

Alle Vorgänge im menschlichen Körper beruhen auf chemischen Reaktionen. Ständig werden Stoffe aufgenommen, abgebaut, umgewandelt oder ausgeschieden. Es ist nur zu verständlich, dass dabei auch einiges schiefgehen kann. Schließlich setzt sich das Puzzle Mensch ständig neu zusammen. Sind einzelne Teile kaputt, verwackelt oder fehlen sie ganz, ergibt sich ein verzerrtes Bild. Der Mensch wird krank.

Die Funktion der inneren Organe

Die **Leber** ist das zentrale Stoffwechselorgan und die größte Drüse des menschlichen Körpers. Sie arbeitet wie eine Art Hochleistungschemielabor im Miniformat und steuert den Umbau der Nährstoffe Kohlenhydrate, Fette und Eiweiß zu verwertbaren Substanzen. Diese werden dann über die Blutbahnen an ihre Zielorte verschickt.

- Bei der Verstoffwechselung von Kohlenhydraten sorgt die Leber für die Neubildung von Zucker und die Speicherung von Kohlenhydraten. Um den Blutzuckerspiegel aufrechtzuerhalten, arbeitet sie eng mit der Bauchspeicheldrüse und dem Gehirn zusammen.
- Beim Fettstoffwechsel bildet die Leber aus dem mit der Nahrung aufgenommenen Fett Triglyzeride und Cholesterin, um Energie bereitzustellen.
- Beim Verstoffwechseln von Eiweiß baut die Leber Eiweiß zu Aminosäuren ab – für den Zellaufbau des Körpers.

Die Leber ist zudem die **Entgiftungszentrale** des Körpers. Das im Darm entstandene giftige Ammoniak, Alkohol und andere Gefahrstoffe greift sie an und hilft dem Körper, diese Stoffe abzubauen und auszuscheiden. Und: Sie stellt einen Großteil der lebensnotwendigen Blutproteine, beispielsweise Blutgerinnungsfaktoren, sowie Transportproteine her.

Die **Bauchspeicheldrüse** kommt nicht nur bei der Verdauung und der Regulation des Blutzuckers ins Spiel. Sie ist auch für die Entstehung von Appetit und die Sättigung verantwortlich. Zwei ihrer Funktionen sind für unsere Gesundheit von zentraler Bedeutung: Zum einen liefert sie Enzyme für die Verdauung. Diese helfen beim Abbau von Eiweiß und Fetten, spalten Kohlenhydrate und bauen Nukleinsäuren ab, die wir zum Beispiel mit Fleisch oder Fisch zu uns nehmen. Zum anderen stellt sie Hormone wie Insulin und Glukagon zur Regulierung des Blutzuckers bereit. Hormone sind im Körper gebildete Botenstoffe, die übers Blut ihre Wirkung an bestimmten Organen entfalten.

Die Bauchspeicheldrüse beherbergt sogenannte Alpha- und Betazellen (Langerhans'sche Inseln), in denen die Hormone Insulin und Glukagon entstehen. Beide Hormone wirken gegensätzlich auf den Blutzuckerspiegel: Insulin wirkt blutzuckersenkend, Glukagon dagegen blutzuckersteigernd. Einen niedrigen Blutzuckerspiegel merken wir daran, dass wir Hunger bekommen. Bei ausgeglichenem oder hohem Blutzuckerspiegel fühlen wir uns satt. Der Blutzuckerspiegel des Menschen liegt normalerweise zwischen 70 und 100 Milligramm pro 100 Milliliter Blut.

Die Funktion der Hormone im Stoffwechsel

Der menschliche Körper gleicht einem großen Wirtschaftskonzern. Es gibt verschiedene Produktionsstätten und auch ein komplexes Nachrichtensystem. Schließlich müssen alle Beteiligten wissen, was sie zu tun haben. Teil dieses Nachrichtensystems sind die Hormone, ihre Signalübertragungssysteme und ihre Kontroll- und Steuerungsmechanismen. Im menschlichen Organismus läuft nichts ohne sie. Sie übermitteln die Nachrichten, damit Zellen und Organe richtig funktionieren können. Hormone sind zudem beteiligt an allen Fortpflanzungsvorgängen, also an der Bildung von Ei- und Samenzellen sowie der Steuerung der Sexualität. Sie sorgen für Wachstum und Entwicklung, indem sie zum Beispiel den Stoffwechsel von Muskeln, Knochen und anderen Geweben in der Wachstumsphase regulieren. Sie mobilisieren die Abwehrkräfte bei körperlichen Belastungen und sorgen im Zellstoffwechsel und bei der Aufrechterhaltung des Energiegleichgewichts für die optimale Verwertung von Nährstoffen und die Aufrechterhaltung aller Körperfunktionen.

Damit Hormone ihre Wirkung positiv entfalten können, muss immer eine genau angepasste Menge davon im Blut vorhanden sein. Die erforderlichen Konzentrationen sind meist sehr gering, aber schon minimale Abweichungen können weitreichende Folgen haben.

Funktion der Drüsen

Die Produktion der meisten Hormone findet in den endokrinen Drüsen statt. Endokrin bedeutet, dass die Drüsen ihre Produkte ins Blut abgeben. Daneben wirken Hormone aber auch in der Umgebung ihrer Produktionsstätten, die an unterschiedlichen Körperstellen (Schilddrüse, Eierstöcke, Hoden, Nebennieren u. a.) zu finden sind.

Unser Körper besteht aus über 60 Billionen Zellen zuzüglich etwa 100 Milliarden Gehirnzellen. Fast alle teilen sich ständig, das heißt, sie sorgen für frischen Nachschub für sich selbst oder sie bauen zusätzliche Zellen auf. Das leisten zum Beispiel die Muskelzellen bei regelmäßigem Krafttraining. Damit dieses komplizierte Zellgefüge reibungslos funktioniert, schützt sich die Zelle durch ihre Außenhaut (Zellmembran) vor unerwünschten Eindringlingen. Außer Wasser, Sauerstoff, Salzen und Hormonen geht fast nichts hindurch.

Und hier kommt nun das bereits erwähnte Hormon Insulin als Türöffner ins Spiel. Nur mit Hilfe dieses Botenstoffs erhalten bestimmte Nährstoffe Einlass in die Zelle und können dort zu Energie umgewandelt (verstoffwechselt) werden. Auf diese Weise kommen zahllose Aufbauprozesse im Körper in Gang: Unser Knochengerüst hält uns aufrecht, der Muskelapparat generiert Kraft, unsere Haut fungiert als Schutzhülle, der Blutkreislauf transportiert Sauerstoff und Nährstoffe, die Nervenzellen erledigen ihre Steuerungsfunktionen, die Lunge versorgt uns mit Sauerstoff, die Verdauung arbeitet, die Nieren reinigen den Körper von Gift- und Schadstoffen und das Gehirn läuft auf vollen Touren.

Diese umfangreichen Arbeiten kosten jede Menge Energie. Und Insulin ermöglicht den Zutritt von Energie in die Zellen. Ist diese Funktion gestört, etwa durch eine zu geringe Wirksamkeit des Insulins, sind die Folgen für den Körper fatal: Trotz hoher Energievorräte verhungern die Zellen, weil ihnen dann keine Energie zur Verfügung steht.

Insulin hat aber noch weitere wichtige Aufgaben. Es sichert etwa auch die überlebensnotwendige »Goldreserve« von 300 Milligramm Zucker in der Leber. Diese versorgt in extremen Stresssituationen das auf Zucker angewiesene Gehirn, damit trotz hoher Anforderung der Kopf klar bleibt. Gleichzeitig verhindert Insulin, dass Zucker einfach im Körper freigesetzt wird. Das Hormon Glukagon sorgt dafür, dass der in der Leber gespeicherte Zucker dem Körper zur Verfügung steht. Nun kann der Blutzuckerspiegel wieder ansteigen. Ideale Zustände herrschen im Körper, wenn der Blutzuckerspiegel durch beide Hormone so konstant gehalten wird, dass wir ständig ausreichend, aber nicht überschießend oder mangelhaft mit Energie versorgt sind.

4. ES GEHT UM IHRE GESUNDHEIT

> **Funktion der Schilddrüse**
>
> Die Schilddrüse ist ebenfalls ein hormonbildendes Organ und gehört zu den endokrinen Drüsen. Sie liegt im Halsbereich unterhalb des Kehlkopfs und produziert die Hormone Thyroxin und Trijodthyronin (T4 und T3). Im Stoffwechsel aktiv ist T3, das, je nach Bedarf, aus dem Vorstufenhormon T4 gebildet wird. Die Schilddrüse steuert den Energieaufbau und -abbau im Körper kräftig mit. Bei einer etwa durch Entzündung bedingten Unterfunktion der Schilddrüse können Übergewicht und Bauchfett leichter auftreten und sich hartnäckig halten.

Wenn der Hormonstoffwechsel außer Kontrolle gerät

Das Bauchfett ist die reinste Hormonfabrik. Bleibt der Bauch im Rahmen gesunder Messwerte, sind die körpereigenen Botenstoffe in den richtigen Mengen vorhanden und bringen den Stoffwechsel auf Trab. Laufen wir jedoch aus der Form, verwandelt sich das Bauchfett in ein »Hormonpulverfass«.

Hormonkonstellationen, die das Ansammeln von Bauchfett begünstigen, sind:

- Überschuss an Insulin (Hyperinsulinämie)
- Wirkungsverlust von Insulin trotz starker Produktion (Insulinresistenz)
- Schilddrüsenunterfunktion
- Testosteronmangel
- Östradiol- und Progesteronmangel
- Wachstumshormon/IGF-1-Mangel

Um Konstellationen zu erkennen, die eine Gewichtsabnahme erschweren oder sogar unmöglich machen, sollten die wichtigsten Hormone überprüft werden. Hormonuntersuchungen und Hormonergänzungen sollten grundsätzlich nur von einem erfahrenen Arzt durchgeführt werden. Der beste Spezialist dafür ist der Hormonfacharzt (Endokrinologe).

Insulinresistenz und Hyperinsulinämie

Die Hauptaufgaben des in der Bauchspeicheldrüse hergestellten Insulins bestehen darin, die Freisetzung von Zucker aus der Leber zu bremsen sowie die Aufnahme und Verbrennung von Zucker in der Muskulatur in Gang zu setzen. Je mehr Fettgewebe vorhanden ist, desto größere Mengen an Fettsäuren werden freigesetzt. Diese finden tückischerweise ihren Weg in die Muskulatur sowie in die Leber und lagern sich dort ein.

Bauchfettzellen sind zudem in der Lage, unwirksame Hormonvorstufen wie Cortison in hochaktive Hormone wie Cortisol umzuwandeln. Cortisol heizt die Fettspeicherung in den Bauchfettzellen an, treibt den Blutdruck nach oben und behindert die Wirkung des Insulins. Auch Entzündungsfaktoren (z. B. Tumornekrosefaktor-alpha oder Interleukin-6) werden vom Bauchfett gebildet und freigesetzt. Die Folge: Insulin verliert seine Wirksamkeit in der Leber und in der Muskulatur, der Blutzucker steigt.

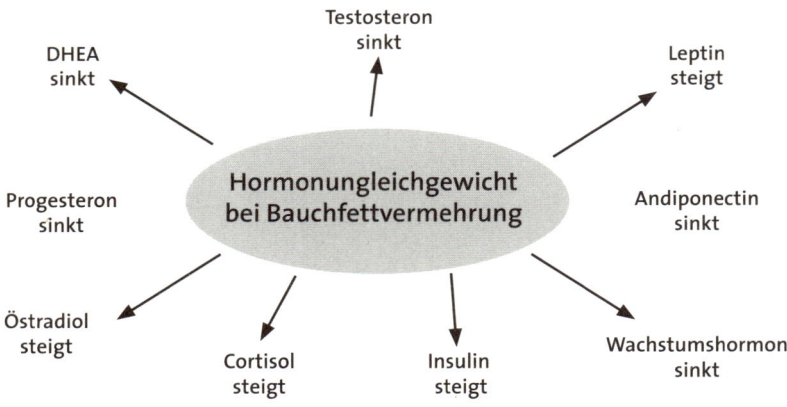

Bauchfett als Hauptursache für Diabetes mellitus Typ 2

Unter diesen Bedingungen spielt der Stoffwechsel verrückt: Die Muskelzellen können weder den durch Nahrungsaufnahme angestiegenen Blutzucker noch die gefutterten Fette und Eiweiße verwerten. Ist die Leber aufgrund jahrelangen Übergewichts verfettet, schafft es das Insulin nicht mehr, die Freisetzung von Zucker zu unterdrücken. Die Leber wird zur Zuckerfabrik, der Blutzuckerspiegel eskaliert.

Erstaunlich lange kann die Bauchspeicheldrüse diesen Zustand mit einer erhöhten Insulinproduktion ausgleichen. Ihre insulinherstellenden Betazellen können ihre Leistung dabei um ein Vielfaches steigern. Dadurch bleibt der Blutzuckerspiegel vorerst noch normal – bei gleichzeitig erhöhten Insulinwerten. Diese sogenannte Hyperinsulinämie ist direkt verantwortlich für die Entstehung von Bluthochdruck und wirkt sich ungünstig auf die Verteilung der Blutfette aus.

Nach langer Zeit, oft erst nach zehn bis 15 Jahren, kann die Bauchspeicheldrüse den ständig wachsenden Insulinbedarf nicht mehr decken. Die Betazellen erschöpfen sich und gehen teilweise zugrunde, nicht zuletzt als Folge der vermehrt zirkulierenden Fettsäuren sowie des chronisch erhöhten Zucker-(Glukose-)spiegels. Die Folge: Die Bauchspeicheldrüse ist nicht mehr in der Lage, die hohen Glukosewerte, wie sie unmittelbar nach einer Mahlzeit auftreten, zu kompensieren. Der Blutzuckerspiegel steigt immer höher, der Diabetes mellitus ist endgültig Realität.

Doch das Problem bleibt längst nicht darauf beschränkt. Insulinresistenz, also die Unwirksamkeit von Insulin, führt auch zum metabolischen Syndrom. Das sind Störungen des Fettstoffwechsels (Anstieg der Triglyzeride, Absinken des schützenden HDL-Cholesterins), Anstieg des Blutdrucks, vermehrte Blutgerinnungsneigung (Thrombosegefahr) und Ablagerung entzündlicher Fettpolster in den Wänden der Herz und Gehirn versorgenden Blutgefäße sowie der Hauptschlagader (Aorta).

> **Volkskrankheit Diabetes**
>
> Der früher auch Altersdiabetes genannte Diabetes mellitus Typ 2 ist zur Volkskrankheit geworden. Tendenz steigend – vor allem auch bei Kindern und Jugendlichen. Neben den hohen Kosten und dem Risiko schwerer Folgekrankheiten ist die Gefahr für Herz-Kreislauf-Erkrankungen erheblich. Diabetiker erleiden doppelt bis viermal so oft einen Herzinfarkt wie ein Gesunder. Hauptsymptome sind – auch mäßiges – Übergewicht in Form von Bauchfett. Bis vor nicht allzu langer Zeit glaubte man, dass der Diabetes mellitus Typ 2, an dem rund 90 Prozent aller Zuckerkranken leiden, Ausdruck eines Defektes der Insulinrezeptoren an den Körperzellen sei. Dies kommt jedoch äußerst selten vor. Zur Insulinresistenz führen die zahlreichen vom inneren Bauchfett abgegebenen Substanzen.
>
> Deutliche Hinweise auf eine Insulinresistenz kann der Arzt aus dem Messen des Bauchumfangs sowie den per Labor ermittelten Blutfetten (Triglyzeride erhöht, HDL-Cholesterin niedrig) erhalten. Die Überprüfung des Blutzuckerspiegels im sogenannten Zuckerbelastungstest ist ebenfalls empfehlenswert.

Helfer in Not: Adiponectin

Das normalerweise im Bauchfett hergestellte Adiponectin ist ein ausgezeichneter Stoffwechselhelfer. Das Hormon ist vielseitig begabt. Es hält unseren Blutzucker- und Fettstoffwechsel unter Kontrolle, steuert Appetit und Sättigungsgefühl und hält Heißhungerattacken in Schach. Nicht zuletzt bremst es auch Entzündungsherde in unseren Blutgefäßen aus. So weit, so gut, möchte man meinen. Wenn das Bauchfett schon ein so hilfreiches Hormon wie Adiponectin herzustellen vermag, kann es mit den anderen Risiken wohl kaum weit her sein. Doch von wegen! Je mehr Bauchfett wir speichern, desto mehr Fett lagert sich in der Leber und in der Muskulatur an. Das Fett verstärkt die Insulinresistenz. Die Bauchfettzellen stellen nun immer weniger Adiponectin her. Sinken die Adiponectinreserven, verflüchtigt sich die Schutzwirkung des Hormons. Blutzucker und Fettstoffwechsel laufen aus dem Ruder, Entzündungsherde machen sich breit. Der Appetit gerät außer Kontrolle.

Der Adiponectinspiegel im Blut sollte möglichst über 12 Mikrogramm pro Milliliter liegen, um das Risiko für entzündlichen Gefäßverschleiß, Herzinfarkt, Schlaganfall und Diabetes mellitus klein zu halten.

Übrigens: Ein niedriger Adiponectinspiegel im Blut signalisiert nicht erst bei Erwachsenen, dass der Stoffwechsel gestört ist. Auch bei Kindern und Jugendlichen bedeutet er, dass im weiteren Leben ein hohes Risiko besteht, an Diabetes zu erkranken, wenn keine energische Gewichtskontrolle und kein konsequenter Abbau von Bauchfett erfolgen.

Die Messung von Adiponectin ist allerdings keine Kassenleistung und vielen Ärzten noch nicht geläufig. Einige Labors in Deutschland bieten die Messung jedoch routinemäßig an. Erkundigen Sie sich bei einem Facharzt (Endokrinologe).

Anstieg von Angiotensinogen und Fibrinogen

Bauchfett ist außerdem eine Hauptquelle für den Botenstoff Angiotensinogen, der den Blutdruck nach oben schnellen lässt. Kein Wunder, dass der Abbau von Bauchfett zu den wirksamsten blutdrucksenkenden Maßnahmen gehört. Andere im Bauchfett und in der Leber hergestellte Signalstoffe wie Fibrinogen stören die Blutgerinnung, führen zu Bluteindickung und zu vermehrter Klebrigkeit von Blutzellen. Die Fähigkeit des Körpers, Blutgerinnsel wieder aufzulösen, sinkt.

Verursacht wird dies auch durch die Überproduktion eines wichtigen Risikofaktors, des sogenannten Plasminogen-Aktivator-Inhibitors-1 (PAI-1). Menschen mit viel Bauchfett leiden daher wesentlich häufiger an gefährlichen Verstopfungen der Blutgefäße, die sich zudem schlechter auflösen. Kommt es zum Aufplatzen solcher instabilen Plaques (entzündliche Gefäßablagerungen), kann ganz plötzlich ein Herzinfarkt oder Schlaganfall auftreten.

Überproduktion von Leptin

Die Bauchfettzellen stellen auch große Mengen des Hormons Leptin her. Leptin schwimmt mit dem Blut ins Gehirn, beeinträchtigt im Zwischenhirn die geregelte Hormonbildung und stört nachhaltig die Funktion zahlreicher Hormondrüsen im Körper. Das führt unter anderem zu einem Mangel an Testosteron.

Andere Botenstoffe aus dem Bauchfett wirken stark entzündungsfördernd, was die innerste Schicht der Blutgefäße schädigen kann. Die im Fett gebildeten Hormone und Entzündungsbotenstoffe wirken ermüdend auf das Gehirn, führen zu Erschöpfung, Antriebslosigkeit, schlechter Stimmung und sogar Depressionen.

Und: Doppelt bis dreifach so oft wie bei Menschen ohne überschüssiges Bauchfett entwickeln sich bei Übergewichtigen bestimmte Tumore, insbesondere Brustkrebs, Dickdarmkrebs, Eierstockkrebs, Gebärmutterhalskrebs oder Prostatakrebs.

Serotoninmangel

Fett ist nicht schön und macht seinem Besitzer auch keine gute Stimmung. Das liegt aber nicht nur daran, dass die meisten sich in einem dicken Körper unwohl fühlen, sondern vor allem daran, dass Bauchfett die Aktivierung des »Glückshormons« Serotonin im Gehirn stört, das heißt, es wird nicht mehr genügend davon ausgeschüttet. Das bekommt der Mensch etwa mit Stimmungsschwankungen, Depressionen, Erschöpfung oder Müdigkeit zu spüren. Zudem leidet die Konzentration und Denkprozesse verlangsamen sich.

Was passiert im Körper? Der Botenstoff Serotonin arbeitet unter anderem an der Übertragung von Signalen im Gehirn mit, das heißt,

4. ES GEHT UM IHRE GESUNDHEIT

er sorgt für die Kommunikation zwischen den Nervenzellen. Studien haben gezeigt, dass er etwa für die Entstehung und Behandlung psychischer Erkrankungen eine wichtige Rolle spielt. Ein Mangel an Serotonin macht sich entsprechend mit negativen Gefühlszuständen bemerkbar. Dazu gehören Aggressivität, Angst, Kummer und Sorgen. Auch der Schlaf-Wach-Rhythmus, die Körpertemperatur, das Sexualverhalten, das Schmerzempfinden und das Entstehen von Migräne werden vom Serotonin reguliert und geraten bei einer Unterversorgung leicht aus dem Gleichgewicht.

Serotoninmangel, ausgelöst durch Bauchfett, setzt aber noch einen weiteren Teufelskreis in Gang. Er steigert den Appetit und provoziert Heißhungerattacken. Damit wächst das Bauchfett immer weiter, Übergewicht und Adipositas (Fettleibigkeit) sind die Folge. Und weil Schokolade die Produktion des Glückshormons im Körper steigert und damit das Gefühl von Gelassenheit, Ausgeglichenheit, innerer Ruhe und Zufriedenheit entsteht, dreht sich die Spirale immer weiter nach oben. Schließlich streben wir alle nach solchen Gefühlszuständen.

Doch es gibt eine kalorienärmere Methode, um das zu erreichen: Bewegung. Studien an Menschen und Tieren haben gezeigt, dass sportliches Ausdauertraining den Serotoninspiegel heben kann. Denn die körperliche Aktivität erhöht die Verfügbarkeit der Aminosäure Tryptophan im Gehirn. Aus Tryptophan bildet der Körper Serotonin. Und das hat dann letztlich positive Auswirkungen auf Stimmung und psychisches Wohlbefinden. Regelmäßiger Sport kann also dauerhaft den Serotoninspiegel erhöhen. So trägt das Glückshormon indirekt nicht nur zur körperlichen, sondern auch zur psychischen Gesundheit bei.

Der Ausgleich eines Serotonindefizits kann therapeutisch hilfreich sein. Der Arzt hilft dann mit natürlichen Serotoninvorstufen und Vitaminen nach. Doch Vorsicht, auch ein Überschuss kann sich negativ auf die Gesundheit und das Wohlbefinden auswirken. Symptome sind: Unruhe, Angstzustände, Erregungszustände oder erhöhte Muskelspannung.

Mangel an Geschlechts- und Wachstumshormonen

Das weibliche Geschlechtshormon Östrogen wird hauptsächlich in den Eierstöcken und zu einem geringeren Teil in den Nebennieren und im Fettgewebe gebildet. Gesteuert wird dessen Ausschüttung vom Gehirn (Hypophyse und Hypothalamus). Die Schwankungen im weiblichen Östrogenspiegel – hervorgerufen durch die Menstruation – bergen in jüngeren Jahren und bei einem aktiven Leben keinerlei Gefahren. Östrogene sind nur dann tückisch, wenn sie ungefähr ab dem 40. Lebensjahr ihre Berg-und-Tal-Fahrt im weiblichen Körper beginnen.

Bei einem ins Ungleichgewicht geratenen Östrogenspiegel wird beispielsweise die Fetteinlagerung in den Bauchbereich verschoben und es entsteht das gefährliche Bauchfett (siehe Seite 40). Auch Männer produzieren Östrogene, wenn auch in niedrigerer Konzentration. Bei ihnen bewirkt ein zu hoher Östrogenspiegel (künstlich hervorgerufen etwa durch einen zu hohen Bierkonsum) eine Verweiblichung der Figur und natürlich ebenfalls einen Fettring um den Bauch.

Das männliche Hormon Testosteron ist auch für den weiblichen Körper unerlässlich – immerhin verdanken Frauen ihm ihre Libido. Testosteron steuert aber auch die Durchsetzungskraft sowie den Muskelaufbau. Gebildet wird es bei Männern in den Hoden, bei Frauen in der Nebennierenrinde (dort, wo umgekehrt bei Männern das Östrogen produziert wird).

Testosteron unterstützt damit den Prozess des Abnehmens, während Östrogen ihn eher verhindert – rein medizinisch ist der menschliche Körper aber auf ein ausgewogenes Verhältnis der beiden Hormone angewiesen. Bewegt sich der Mensch regelmäßig, produziert der Körper nachweislich vermehrt Testosteron. Dadurch werden die Bildung einer gesunden Muskulatur und die Reparatur von Gewebe gefördert.

Immer mehr Bauchfett senkt jedoch den wirksamen Bestand an Testosteron immer weiter ab. Das wiederum begünstigt einen

4. ES GEHT UM IHRE GESUNDHEIT

Überschuss an Insulin, eine langsamere Verbrennung von Kalorien und das führt dazu, dass unser Körper verstärkt Bauchfett speichert. Übermäßiges Bauchfett sorgt aber auch dafür, dass weniger Wachstumshormone und eine geringere Menge des insulinähnlichen Wachstumsfaktors (IGF-1) gebildet werden. Ohne einen entsprechenden Hormonausgleich bleiben viele Bemühungen, das überschüssige Bauchfett wieder loszuwerden, erfolglos.

5.

Der Bauchfett-Check

Möchten Sie genau über Ihren Bauch- und Stoffwechselzustand Bescheid wissen? Dann gehen Sie zum Arzt. Er kann Ihren allgemeinen Gesundheitszustand exakt beurteilen. Bei ausgeprägtem Bauchansatz kann es sich lohnen, mit einem Facharzt für Hormon- und Stoffwechselstörungen das Problem und eine Lösung zu besprechen.

Gesundheitliche Folgen

Besonders betroffen von der Verfettung sind die Blutgefäße. Die Folgen sind eine schlechte Durchblutung und eine entsprechend geringere allgemeine Leistungsfähigkeit, denn die Organe werden ungenügend mit Sauerstoff versorgt. Wie soll man leistungsfähig und kreativ sein und voller Energie im Leben stehen, wenn die Gefäßwände mit Fett verkleistert, unsere Muskeln schlaff und das Gehirn träge geworden sind?

Übrigens: Männer im mittleren Alter mit mäßig erhöhtem Bauchumfang haben gegenüber Normalgewichtigen bereits ein zweifach erhöhtes Risiko für Bluthochdruck und ein dreifach erhöhtes Risiko für Diabetes mellitus. Unabhängig davon wächst mit mäßigem Übergewicht auch die Gefahr eines Schlaganfalls um durchschnittlich auf das 1,5- bis 2-Fache.

Obwohl diese simple Maßnahme noch längst nicht in allen Praxen durchgeführt wird, gehört die Bauchfettmessung zum ärztlichen Untersuchungsstandard. Anhand weniger klinischer und laborchemischer Untersuchungen wird rasch klar, ob Sie Gefahr laufen, ernsthaft zu erkranken, und wo im Stoffwechsel es genau hapert. Zeigt das Maßband bei Ihnen einen Wert oberhalb der Richtlinien (siehe Infokasten auf Seite 93) an und Sie möchten sich ein genaueres Bild von Ihrem Gesundheitszustand machen, dann sind folgende Laboruntersuchungen sinnvoll (diese Leistungen werden von den gesetzlichen Krankenkassen überwiegend getragen):

- Gesamtcholesterin, LDL-Cholesterin, HDL-Cholesterin, LDL/HDL-Quotient, Triglyzeride (Blutfette)
- Nüchtern-Blutzucker, gegebenenfalls auch:
- Blutzuckerbestimmungen im Rahmen des Zuckerbelastungstests (oraler Glukosetoleranztest/oGTT)
- sensitives C-reaktives Protein (sCRP)
- Mikroalbumin im Urin

Noch erheblich präziser lässt sich das Risikoprofil des Stoffwechsels durch Bestimmung folgender Parameter fassen:

- Lipoprotein (a)
- OxLDL (oxidiertes LDL)
- Homocystein
- Adiponectin
- Insulin nüchtern und nach einer Mahlzeit
- Proinsulin
- TSH (Überprüfung der Schilddrüsenfunktion)

5. DER BAUCHFETT-CHECK

Was sagen die Laboruntersuchungen aus?

Parameter	Information
Blutzucker nüchtern	wenn erhöht ➡ Diabetes
Blutzucker nach Zuckerbelastung	wenn erhöht ➡ Frühdiabetes
Triglyzeride	wenn erhöht ➡ metabolisches Syndrom
HDL-Cholesterin	wenn erniedrigt ➡ metabolisches Syndrom
LDL-Cholesterin	wenn erhöht ➡ Gefäßrisiko
LDL-/HDL-Quotient	wenn erhöht ➡ Gefäßrisiko
Mikroalbumin im Urin	wenn erhöht ➡ Nierenschaden, Gefäßrisiko
Sensitives C-reaktives Protein (sCPR)	wenn erhöht ➡ Gefäßrisiko
Adiponectin	wenn erniedrigt ➡ Stoffwechsel- und Gefäßrisiko
Homocystein	wenn erhöht ➡ Gefäß-, Gehirn- und Osteoporoserisiko
Lipoprotein (a)	wenn erhöht ➡ genetisch erhöhtes Gefäßrisiko
Insulin	wenn erhöht ➡ Diabetesrisiko, metabolisches Syndrom
Proinsulin	wenn erhöht ➡ Diabetesrisiko, metabolisches Syndrom

Diagnostische Maßnahmen

Bereits mit wenigen einfachen Messungen kann Ihr Hausarzt eine sehr gute Risikoeinschätzung abgeben. Zu empfehlen sind diese Untersuchungen besonders dann, wenn in Ihrer Familie Herz-Kreislauf- und Stoffwechselkrankheiten wie Herzinfarkt, Schlaganfall, Bluthochdruck oder Diabetes aufgetreten sind oder Sie schon seit längerer Zeit übergewichtig sind.

- Der erste Schritt ist eine Anamnese. In einem ausführlichen Gespräch wird geklärt, ob Eltern und/oder Geschwister übergewichtig sind. Auch familiäre Gesundheitsrisiken und vergangene oder bestehende Erkrankungen werden abgeklärt.
- Eine Lifestyle-Anamnese (Ernährungs-, Trink-, Bewegungsprotokoll) gibt Auskunft über Ihren Lebensstil.
- Es folgen die Messung von Bauchumfang und Blutdruck.
- Laboruntersuchungen von Blut und Urin vervollständigen das Bild.
- Die Dicke der innersten Gefäßschicht (Intima media) im Bereich der Halsschlagadern (Carotis-Duplex) wird gemessen. Der ermittelte Wert gibt Auskunft über eventuelle Gefäßrisiken.
- Vergleichende Messung des Blutdrucks am Unterarm und am Unterschenkel erlaubt Rückschlüsse über den Zustand der Blutgefäße in der unteren Körperhälfte.
- Eine Langzeit-Blutdruckmessung hilft bei der genauen Beurteilung des Blutdrucks bei Tag und Nacht im Alltag.
- Ein Belastungs-EKG mit Messung von Blutdruck und Herzfrequenz (in Ruhe und unter Belastung) hilft bei der Beurteilung der körperlichen Fitness, der Pumpleistung des Herzens und der Durchblutung der Herzkranzgefäße.
- Ergänzt werden kann die Untersuchung durch Bioimpedanzmessung (siehe unten) und Ultraschall-Check der Hauptschlagader.
- Ein Ultraschall der Leber gibt Hinweise auf Fettleber bzw. nicht alkoholisch bedingte Steatosis hepatis (das sogenannte NASH-Syndrom).

5. DER BAUCHFETT-CHECK

⚐ Ein Schlafapnoe-Screening gibt Hinweise auf nächtliche Atemregulationsstörungen (häufig bei starkem Übergewicht mit entsprechend viel Bauchfett).

Was die Diagnoseverfahren aussagen

Verfahren	Informationsgehalt
Blutdruck (systolisch/diastolisch, Langzeit-Blutdruckmessung)	wenn erhöht ➡ Gefäßrisiko (Herzinfarkt, ggf. Schlaganfall, Herzinsuffizienz)
Bauchumfang	wenn erhöht ➡ Gefäß- und Stoffwechselrisiko (Herzinfarkt, Schlaganfall, Diabetes)
Intima media (Halsschlagader-Check mit hochauflösendem Ultraschall)	wenn verdickt ➡ Gefäß- und Stoffwechselrisiko (Herzinfarkt, Schlaganfall, Nierenschaden)
Belastungs-EKG (Ergometrie)	Info über Fitness, Blutdruck, Herzfrequenz in Ruhe und nach Belastung
Bioimpedanzmessung	präzise Information über Muskel- und (mehrpolig) Fettverteilung (Körperzusammensetzung), Verlaufskontrolle zur Beurteilung der Wirksamkeit von Fitnesstraining und Ernährungsumstellung bezüglich Fettabbau und Muskelaufbau
Hauptschlagader-(Aorta-)Check mit Ultraschall	Früherkennung von Bauchschlagadererweiterung, Früherkennung eines Bauchaorten-Aneurysmas
Blutdruckquotient (Fuß/Arm)	wenn erniedrigt ➡ (< 0,9) im Bereich der unteren Körperhälfte ➡ Hinweis auf Gefäßerkrankung

Ihr Bauchumfang: der Wahrheit auf der Spur

Wer den Tatsachen sofort ins Auge sehen kann, zückt bereits beim Lesen dieser Zeilen ein Maßband. Dann weiß er über sein Gesundheitsrisiko schnell Bescheid. Wie Sie den Bauchumfang am besten messen können, lesen Sie auf Seite 92.

Der Umfang Ihres Bauches gibt sehr präzise an, wie es um Ihr inneres Bauchfett steht. Bei Männern liegt die Sicherheitsgrenze – unabhängig von der Körpergröße – bei 92 cm, bei Frauen bei 80 cm. Diese Maße sind für jeden verbindlich, weil sich der Umfang allein aus dem an den inneren Organen angelagerten Bauchfett errechnet.

Bedenken Sie: Je länger Sie eine mehr oder weniger kleine Fettwampe vor sich hertragen, desto mehr leidet Ihre Gesundheit. Wenn sich erst körperliche Symptome zeigen, ist es entweder schon zu spät oder sehr schwierig gegenzusteuern. Hinzu kommt, dass viele ihre ersten Krankheitszeichen falsch einordnen und sie nicht mit dem Bauchfett in Verbindung bringen. Das liegt daran, dass diese Symptome meist unspezifisch seelischer Natur sind. Man fühlt sich träge, wird rasch müde und merkt, dass die Stimmung immer wieder »in den Keller geht«. Häufig sind Menschen dann niedergeschlagen, ausgebrannt und antriebslos. Es fällt ihnen schwer, sich aufzuraffen und zu motivieren. Die meisten führen ihre seelischen »Gleichgewichtsstörungen« allein auf ihren stressigen Alltag oder unbefriedigende Lebensumstände zurück. Dabei spielt unter der Oberfläche meist schon der Körper verrückt. Dass Stimmungsschwankungen, Energiemangel und allgemeine Mattigkeit mit ihrem Bauchumfang zusammenhängen, ahnen die wenigsten.

Sofern Ihnen solche Signale zu schaffen machen, nehmen Sie sie wirklich ernst. Vor allem wenn Ihr Maßband im roten Bereich zusammenläuft. Ohne einen deutlichen Abbau von Bauchfett lassen sich zahlreiche chronisch verlaufende Störungen im Körper nur schwer behandeln. Dazu gehören:

5. DER BAUCHFETT-CHECK

- Bluthochdruck
- Diabetes mellitus
- Arteriosklerose (entzündlicher Gefäßverschleiß)
- Herzinfarkt
- Schlaganfall (Gehirninfarkt)
- Thrombose und Lungenembolie
- Gallensteine
- vorzeitiger Gelenkverschleiß (Hüften, Knie)
- Gicht
- Fettstoffwechselstörungen
- Fettleber bis zur fettbedingten Leberentzündung
- Depressionen
- erhöhtes Tumorrisiko (vor allem an Dickdarm, Brust, Gebärmutter und Prostata)
- nächtliche Atemstörungen, erkennbar an starkem Schnarchen und Atempausen (Schlafapnoe-Syndrom)

Diabetes ist zu einer echten Volkskrankheit geworden. Heute leiden in Deutschland bereits sieben Millionen Menschen daran. Weitere sieben bis acht Millionen sind ebenfalls betroffen, wissen es aber noch nicht. Die Kosten für die Behandlung dieser chronisch verlaufenden Stoffwechselkrankheit liegen jedes Jahr bei vielen Milliarden Euro und stellen die langfristige Finanzierbarkeit der Gesundheitsversorgung vor eine der größten Herausforderungen. Wissenschaftler gehen davon aus, dass sogar bis zu 20 Millionen Menschen hierzulande an einem Vorstadium der Zuckerkrankheit leiden. Das Risiko ist nicht zu unterschätzen, denn ohne Gegenmaßnahmen drohen längerfristig Herzinfarkt oder Schlaganfall. Deshalb stehen der Bauch und sein in der Tiefe verstecktes Fett inzwischen aus gutem Grund im Mittelpunkt der Präventivmedizin. Ziel ist es, die Risikofaktoren zu minimieren.

Die gute Nachricht: Den unheilvollen Verursacher, den lästigen Bauchspeck, können Sie mit relativ wenig Aufwand in den Griff bekommen. Schon fünf bis zehn Prozent weniger Gewicht verringern den Bauchumfang und entschärfen somit die Gefahr des Bauchfetts. Das heißt, die Risikofaktoren, die das Herz, die Gefäße und den Stoffwechsel schädigen, verlieren an zerstörerischer Kraft. Ihre Leistungsfähigkeit und gute Laune kehren zurück. Und ganz nebenbei sind Sie schlanker, fitter und können Ihr gesteigertes Wohlbefinden und eine positivere Lebenseinstellung genießen.

Wie das innere Bauchfett entsteht

Der Speicher für das Bauchfett ist wie ein Schwamm. Er kann nahezu unbegrenzt vom Körper nicht verbrauchte Kalorien in sich aufsaugen und rückt sie nur gegen eine kalorienreduzierte Kost sowie regelmäßige körperliche Aktivität wieder heraus. Bauchfett entsteht vor allem durch Über- und Fehlernährung. Daneben gibt es aber noch andere Verdächtige, die wir mit der Entstehung von Übergewicht nicht sofort in Verbindung bringen würden.

Erbliche Veranlagung

Ob wir schnell Fett ansetzen oder eher langsam, ob wir eher an Po und Oberschenkeln zulegen oder am Bauch, das haben wir auch unserer »genetischen Mitgift« zu verdanken. Das heißt, unsere Gene sind mitverantwortlich für unseren Körperbau, die Fettverteilung und die Aktivität unseres Stoffwechsels. Meist haben übergewichtige Eltern auch dicke Kinder, schlanke Väter und Mütter dagegen in der Regel schlanke Kinder.

Wer diese Tatsache als schlechtes Karma annimmt, missversteht jedoch grundlegend den Zusammenhang von Ursache und Wirkung. Vererbung bedeutet lediglich, in welche Richtung wir uns entwickeln können oder wozu wir neigen – eben auch in Bezug auf unser Gewicht und die Fettverteilung in unserem Körper. Ob wir als Birnen- oder Apfeltyp geboren werden, darauf haben wir keinen Einfluss. Ein Bauch ist deswegen aber noch lange kein unabwendbares Schicksal. Schließlich sind Sie erwachsen genug, um inzwischen selbst über Ihren Lebensstil und den Ihrer Familie zu entscheiden. Sie entscheiden, was und wie viel Sie essen und wie gut oder schlecht Sie für Ihren Körper sorgen.

Zu viel, zu fett, zu süß

Halten wir also fest: Übergewicht ist sehr oft die Folge einer eingefahrenen, unüberlegten, ja schlampigen Ernährung. Gehören Sie auch zu den 50 Prozent der Deutschen, die täglich mehr Kalorien zu sich nehmen, als sie verbrauchen? Dann sollten Sie besonders auf energiedichte und kalorienreiche Nahrungsmittel verzichten, denn sie lassen das Bauchfett stetig wachsen. Essen Sie am liebsten fettreiche Milchprodukte, Brot, Backwaren aus Weißmehl, fettes Fleisch und fette Wurst – und zwischendurch Süßigkeiten aller Art? Dann hat Ihr Körper, über den Tag gesehen, voraussichtlich deutlich mehr Kalorien zur Verfügung, als es für eine gesunde und ausgewogene Ernährung sinnvoll ist. Machen Sie sich bewusst: Wer über Jahre hinweg zu viele energiedichte Nahrungsmittel futtert sowie zuckerhaltige Limonaden und Säfte oder alkoholhaltige Getränke konsumiert, nimmt jede Menge leerer, also für die gesunden Bedürfnisse des Körpers überflüssiger Kalorien zu sich. Übergewicht ist dann vorprogrammiert.

> **Die Energiedichte von Lebensmitteln**
>
> Die Energiedichte sagt aus, wie viel Energie in Kilokalorien oder Kilojoule ein Lebensmittel hat. Je höher sie liegt, desto größer ist die Gefahr, bei regelmäßig umfangreichem Konsum zuzunehmen. Um dem Körper nicht übermäßig mehr Energie zuzuführen, als er verarbeiten kann, wird eine durchschnittliche Energiedichte von etwa 125 Kilokalorien pro 100 Gramm empfohlen. Zum Beispiel haben Weizenbrötchen eine Energiedichte von 270 Kilokalorien pro 100 Gramm (ein Brötchen wiegt etwa 50 Gramm), Nuss-Nugat-Creme liegt bei 520 Kilokalorien (!)

2 TAGE DIÄT SIND GENUG

> und 100 Gramm Salami haben 370 Kilokalorien. Hingegen hat etwa magerer Speisequark nur 70 Kilokalorien oder Gemüse wie grüne Bohnen oder Karotten sogar nur 30 Kilokalorien pro 100 Gramm.

Woran das liegt? Moderne Nahrungsmittel lassen sich unter der Beschreibung »schöner Schein statt Substanz« zusammenfassen. Um den Konsumenten zum Kauf und zum Verzehr zu bewegen, müssen nämlich vor allem Verpackung, Werbebotschaft und Preis stimmen. So herrscht in den Supermärkten und bei den Discountern der westlichen Industriegesellschaften ein Überangebot an günstigen Nahrungsmitteln. Die meisten enthalten Konservierungsstoffe und sind chemisch behandelt, um sie haltbar zu machen und über weite Strecken transportieren zu können. Dafür werden Obst und Gemüse häufig unreif geerntet und dann in riesigen Lagerhallen »zur Reifung gebracht«. Bei manchen Sorten Reis und Getreide wird die Schale entfernt, womit das Wertvollste im Abfall landet.

Fleisch in minderwertiger Qualität wird reichlich konsumiert, weil es günstig zu haben ist. Im Gegenzug verzichten viele Menschen auf Getreide und Ballaststoffe. Brot aus »leerem« Weißmehl dient als Unterlage für fettreiche Wurstwaren oder Weichkäse. Damit es Otto Normalverbraucher richtig gut schmeckt, sind zucker- und fettreiche Lebensmittel sowie Alkohol gefragt. Wer Appetit hat, geht los und kauft sich alles, was sein Mund begehrt und der Geldbeutel hergibt. Ein scheinbares Schlaraffenland liegt gleich vor unserer Haustür, die großen Verbrauchermärkte haben fast rund um die Uhr geöffnet.

Keine Zeit!

Bei all dem Überfluss herrscht in Ihrem Organismus in Wirklichkeit jammervoller Mangel. Denn Proteine aus günstigen Eiweißlieferanten wie Fisch, Fleisch oder Milchprodukten sowie Mineralien und Vitamine aus frischem Obst und Gemüse fehlen bei zu energiedichter, einseitiger Ernährung. Die häufigste Folge ist eine allgemein geringe Leistungsfähigkeit, man fühlt sich schlapp und müde. Aber auch das Immunsystem kann seine Abwehrfunktion nicht optimal wahrnehmen. Hinzu kommt, dass Proteine für den Muskelaufbau und eine bessere Fitness fehlen.

Schön und gut, werden Sie denken. »Aber ich habe einfach keine Zeit, für mich zu kochen. Mein Tagesablauf erlaubt es gerade einmal, nebenbei im Stehen oder im Schnellrestaurant zu essen.« Diesen Argumenten halten wir entgegen: Wer glaubt, sich keine Zeit für ein frisches, selbst zubereitetes oder bewusst ausgewähltes Essen nehmen zu können, macht ernährungstechnisch alles falsch und wird schnell dick.

Gewichtszunahme trotz Stress?

Beim Verarbeiten von Stress hilft das sogenannte Stresshormon Cortisol. Das lebensnotwendige Hormon wird von der Nebenniere hergestellt und unterstützt Adrenalin sowie Noradrenalin bei ihrer Arbeit. Das Gehirn steuert seine Ausschüttung. Etwa eine halbe Stunde nach einer Stresssituation lässt sich ein erhöhter Cortisolspiegel im Körper messen. Das vermehrte Cortisol treibt den Blutzuckerspiegel hoch. Das löst zum einen Hungergefühle aus, zum anderen werden dadurch auch sofort Zuckerreserven aus den Muskeln und aus den Knochen abgebaut und in Richtung Gehirn transportiert.

Wer unter Dauerstress leidet, hat einen permanent erhöhten Cortisolspiegel. Dieser fördert die Gewichtszunahme, besonders die Fettbildung im Bauch. Es kommt zum gefürchteten inneren Bauchfett (Näheres dazu lesen Sie ab Seite 40). Zudem verringert sich neben der Muskelmasse die Knochendichte, was zu Knochenschwund (Osteoporose) führen kann. Auch die Psyche wird bei Cortisolüberschuss in Mitleidenschaft gezogen. Wir fahren wegen jeder Kleinigkeit aus der Haut und unterliegen Stimmungsschwankungen.

2 TAGE DIÄT SIND GENUG

> Gegen einen erhöhten Cortisolspiegel helfen Magnesium, Omega-3-Fettsäuren, Schwarztee, Massagen und Lachen. Und natürlich: Stress vermeiden!
>
> Bei Stress wird außerdem jede Menge Adrenalin ausgeschüttet. Bei Gefahr ist das Hormon überlebenswichtig, da es den Körper zu Kampf oder Flucht befähigt. In der modernen Industriegesellschaft birgt es aber auch ein Gesundheitsrisiko. Hier haben die Menschen meist eine erhöhte Adrenalinausschüttung, weil sie unter Druck stehen – etwa durch Stress im Beruf. Ist Adrenalin erst im Blut, ist es dem Körper egal, ob wir vor einem Tiger fliehen oder mit unserer Arbeit nicht fertig werden. Sämtliche Glykogenreserven, auch die aus Muskeln und Knochen, werden mobilisiert und sofort schnellt der Blutzuckerspiegel nach oben. Umgehend wird Insulin produziert, weil der Zucker im Blut weggeschafft werden muss. Das Problem: Muskeln oder Gehirn brauchen diese Reserven gar nicht (denn da ist ja kein Tiger) und das heißt, Zucker und Insulin bleiben im Blut und verursachen Heißhunger. Der hohe Adrenalinspiegel sorgt zudem für eine reduzierte Darmtätigkeit und einen beschleunigten Puls, wodurch sich auch der Blutdruck erhöht.

Eine weitere unangenehme Wahrheit lautet: Wer sich neben der Arbeit und allen Verpflichtungen keine Zeit für ein gutes Essen, Bewegung und Entspannung einräumt, wird die katastrophalen Auswirkungen dieser ungesunden Lebensweise irgendwann zu spüren bekommen. Das Risiko, später einen Herzinfarkt, einen Schlaganfall oder ein Tumorleiden zu bekommen, steigt dramatisch an – übrigens ist die Gefahr umso höher, je früher im Leben sich Übergewicht einstellt und je mehr Pfunde sich mit der Zeit dazugesellen. Deshalb lautet das richtige Lebensmotto: frühzeitig vorbeugen – gesund essen und trotzdem genießen. Das ist gar nicht so schwer. Vor allem wenn die Möglichkeit besteht, an fünf Tagen der Woche alles so zu belassen, wie Sie es gewohnt sind, und nur an zwei Tagen eine schmackhafte Diät einzuhalten.

Die 2-Tage-Diät macht's möglich. Schließlich wissen wir, welchem Druck und welcher Zeitnot viele Menschen ausgesetzt sind. Das von uns für Sie entwickelte Konzept ermöglicht es auch den stressgeplagten Zeitgenossen, mit einer zwar regelmäßigen, aber eben nicht täglichen Konzentration auf gesundes Essen und das eigene Wohlbefinden etwas für ihre Gesundheit zu tun.

> **Frühzeitig gegensteuern**
>
> Das Fatale am Zeitmangel ist, dass nicht nur Sie selbst schlecht dabei wegkommen. Kinder und Jugendliche leiden meist sehr unter dem Zeitmangel ihrer Eltern. Etwa 20 Prozent der deutschen Jugendlichen sind heute schon krankhaft übergewichtig. Das liegt nicht nur am falschen Essen und an der minderwertigen Qualität von Lebensmitteln, sondern auch daran, dass nur in wenigen Familien frisch zubereitete Mahlzeiten auf den Tisch kommen und gemeinsam verzehrt werden. Wenn Eltern dann noch den Fernsehsessel dem täglichen Spaziergang vorziehen, werden auch die Kinder bewegungsfaul. Nur fünf Prozent der übergewichtigen Kinder schaffen es, später im Leben ihr Gewicht zu reduzieren.

Tückisch: Alkohol

In Maßen genossen, bringt er den Stoffwechsel auf Trab und senkt – wie im Fall von Rotwein – sogar das Herzinfarktrisiko. Allerdings nur in moderaten Mengen, und das heißt etwa 0,3 Liter Bier oder 0,25 Liter Wein pro Tag. Andernfalls ruiniert Alkohol auf Dauer auch die robusteste Gesundheit. Die Statistik zeigt, dass in Deutschland 31 Prozent der Männer und 16 Prozent der Frauen zu viel davon trinken. Im internationalen Vergleich rangiert Deutschland beim Alkoholkonsum weit oben.

Mit 7 Kilokalorien pro Gramm hat Alkohol fast den Energiegehalt von Fett, enthält allerdings im Gegensatz zu diesem keine für den Organismus nützlichen Substanzen. Laut Stiftung Warentest macht der Alkoholkonsum in Deutschland bei einem Erwachsenen etwa drei bis sechs Prozent der täglichen Kalorien aus. Damit tragen die Genussmittel Bier, Wein und Longdrinks ganz erheblich zur Entstehung von Übergewicht bei. Alkohol stimuliert Insulin, wirkt appetitanregend und hemmt den Fettabbau. So macht ein abendlicher Drink den für die Nacht vorgesehenen Fettabbau zunichte.

Gravierende Folgekrankheiten eines regelmäßig zu hohen Alkoholkonsums sind etwa Fettleber, Alkoholhepatitis, Leberzirrhose, Bauchspeicheldrüsen-, Speiseröhren- und Magenschleimhautentzündung sowie eine Herzerweiterung und Bluthochdruck. Alkoholsucht ist eine zerstörerische Krankheit. Außerdem wirkt zu viel Alkohol lähmend aufs Gehirn und schränkt die motorische und psychische Kontrolle ein. Ein kleines Glas zum Essen mag also angehen, wenn der Genuss an erster Stelle steht. Als Trostspender und zur Verdrängung von Problemen und Kummer ist Alkohol die denkbar schlechteste Krücke. Stress lässt sich ohne Suchtmittel besser bewältigen.

Zu wenig Bewegung

Wer auf Suchtmittel verzichtet oder ihren Konsum zumindest deutlich senkt und sich an zwei Tagen pro Woche bewusst frisch und kalorienreduziert ernährt, tut schon eine ganze Menge für seine Gesundheit. Nicht nur, dass er dabei überflüssige Pfunde und vor allem gefährliches Bauchfett reduziert, auch der Nährstoffmangel, der dem Körper bislang zu schaffen machte, wird spürbar ausgeglichen – vor allem mit unseren leckeren Rezepten ab Seite 109.

5. DER BAUCHFETT-CHECK

> **Glücksbringer in Aktion**
>
> Endorphine gelten als Glückshormone, doch diese Bezeichnung ist irreführend, denn sie werden etwa bei Verletzungen ausgeschüttet, um schmerzlindernd oder -unterdrückend zu wirken. Das bedeutet, die Endorphinausschüttung ist eine Schutzeinrichtung des Körpers in lebensbedrohlichen Situationen. Endorphine lassen uns den Schmerz vergessen und versetzen den Körper in die Lage, sonst geschützte Leistungsreserven abzurufen. Beispielsweise werden Endorphine beim Geburtsvorgang freigesetzt.
>
> Aber auch UV-Licht und positive Erlebnisse lösen die Ausschüttung von Endorphinen aus und sie regulieren das Hungergefühl. Die Ausschüttung von Endorphinen kann der Mensch selbst provozieren, indem er sich etwa in die Sonne und an die frische Luft begibt. Auch Bewegung fördert die Produktion dieser Glücksbringer. Sie sind fast so etwas wie »Appetitzügler«. Und so kommen sie der Linie hervorragend zugute.

Weil das Bauchfett zu gut einem Drittel entsteht, weil sich der Mensch zu wenig bewegt, hilft es auch, an dieser Schraube zu drehen. Was, keine Lust? Gehören Sie etwa auch zu denen, die unter wachsender Bewegungsunlust leiden? Dagegen lässt sich etwas tun. Doch zunächst gehen wir der Frage nach, warum sich immer mehr Menschen immer weniger bewegen.

Das war nämlich nicht immer so, denn zu Beginn des 20. Jahrhunderts hatte der Mensch gar keine Wahl. Er musste sich zum Beispiel während der Arbeit viel mehr bewegen als heute, denn in den meisten Berufen war hauptsächlich Muskeleinsatz gefragt. Ein schwer arbeitender Mensch verbrauchte im Lauf des Tages 3500 bis 4000 Kalorien und war deshalb auf eine energiereiche Ernährung angewiesen. Inzwischen haben sich die Arbeitsbedingungen aber total gewandelt. Viele Menschen arbeiten im Büro oder im Außendienst und verbringen so die meiste Zeit sitzend am Computer oder im Zug, Auto, Flugzeug. Dabei sitzen sie schon während des Frühstücks oder auf der Fahrt ins Büro, sie stehen im Aufzug, sitzen bei der Arbeit, beim Mittagessen, wieder bei der Arbeit, auf dem Nachhauseweg, beim Zeitunglesen, beim Abendessen, beim Fernsehen, um sich dann zum Schlafen hinzulegen. Das ist zu viel Sitzen, zu viel Stehen, zu wenig Bewegung – kein Wunder, dass uns das auf Dauer dick und unzufrieden macht.

Dabei ist unser Körper gar nicht für den Stillstand geschaffen. Wir müssen uns sogar bewegen, damit unser Stoffwechsel gut funktioniert und wir fit bleiben. »Keine Zeit« sollten Sie deshalb nicht als Ausrede gebrauchen. Schließlich sind wir auf unseren Körper angewiesen. Er will gepflegt sein wie ein neues Auto, und je besser Sie ihn pflegen, desto länger »läuft« er. Jede Minute, die Sie dafür investieren, lohnt sich – früher oder später.

Keine Angst, Sie sollen jetzt kein umfangreiches Sportprogramm absolvieren. Kleine Bewegungseinheiten tun es auch – wenn sie regelmäßig stattfinden. Im Rahmen der 2-Tage-Diät haben wir uns ein moderates Minimalprogramm ausgedacht. Das bringt wirklich jeder in seinem Alltag unter. Sie werden sehen! Einzelheiten lesen Sie ab Seite 161.

Fünf gute Gründe für mehr Bewegung
Sportliche Betätigung erhöht Ihren Stoffwechsel. Das heißt, sämtliche Zellen werden besser mit Nährstoffen und Sauerstoff versorgt und der Abtransport von Schadstoffen wird beschleunigt. Das kommt Ihrem körperlichen und seelischen Wohlbefinden zugute. Wir nennen Ihnen aber noch sechs weitere Gründe, die Sie überzeugen können, »in Bewegung zu kommen«.

1. Nach dem Sport haben die meisten Menschen viel weniger Hunger und Appetit. Warum? Weil der Körper sich die benötigten Nährstoffe bereits aus den dafür vorgesehenen Zellen genommen hat

und nun mit der Versorgungsarbeit beschäftigt ist. Das Blut zirkuliert verstärkt durch den Körper, um Sauerstoff in die Zellen zu bringen und Abfallstoffe abzutransportieren. Eine Nahrungsaufnahme würde nun als Belastung empfunden werden. Klasse für alle, die abnehmen wollen!

2. Die gesamte Verdauung funktioniert bei regelmäßiger Bewegung einfach besser, denn die Ausscheidungsorgane sind angeregt, vermehrt Abfallprodukte aus dem Körper zu schaffen. Das macht sich auch bei leichter Verstopfung positiv bemerkbar. Und das ist wichtig fürs Wohlbefinden und die Gesundheit: Im Darm ist der Hauptsitz unseres Immunsystems.

3. Sport senkt das Risiko bestimmter Erkrankungen und Beschwerden, denn Bewegung regt die Durchblutung und damit die allgemeine Sauerstoffversorgung an. Sämtliche Zellen werden besser mit Nährstoffen versorgt und entledigen sich gleichzeitig ihrer Abfallstoffe. Für die Blutgefäße – und damit den Blutdruck – bedeutet dies ebenfalls eine enorme Verbesserung, weil sich Ablagerungen nicht mehr so einfach festsetzen können. Auch Erkrankungen des Skeletts wie Osteoporose oder Gelenkentzündungen kann man mit Bewegung vorbeugen. Belastung stimuliert die Knochenzellen, sich zu vermehren; die Gelenke werden ebenfalls besser durchblutet und versorgt.

4. Das Gehirn, genauer gesagt, die Hirnanhangsdrüse, freut sich über die allgemeine Aktivierung – und mit ihr der Hormonhaushalt. Auch das gesamte Drüsensystem wird durch körperliche Bewegung angeregt und kann einen unausgeglichenen Hormonhaushalt wieder in Schwung bringen. Mehr dazu ab Seite 44.

5. Bewegung, zumal im Freien, ist ein einfaches und wirkungsvolles Entspannungsinstrument. Wenn einem alles zu viel ist und der Alltag einem über den Kopf wächst, kann Sport an der frischen Luft

für einen klaren Kopf sorgen. Da das Gehirn jetzt besser durchblutet wird, steigt auch die Konzentrationsfähigkeit und die Denkleistung nimmt insgesamt wieder zu. Nach einer »sportlichen Pause« fällt einem geistige Arbeit meist wieder leichter.

Bewegung: einfach gut!

Trainierte Muskeln erhöhen unseren Grundumsatz, der Körper verbrennt dann automatisch mehr Kalorien. Das heißt, mit einer gut entwickelten Muskulatur verbrauchen Sie Energie auch dann, wenn Sie nicht auf Hochtouren laufen.

Bei untrainierter Muskulatur ist der Grundumsatz niedriger. Dann werden weniger Kalorien verbrannt und der Überschuss verwandelt sich vor allem in Fett, das bevorzugt in Leber (Fettleber) und Eingeweiden (tiefes Bauchfett) landet.

Sport und Bewegung haben Einfluss auf zahlreiche weitere Prozesse im ganzen Körper. Experten sprechen von der Heilkraft der Bewegung. Die Wirkungen sind durchweg positiv.

- Fettgewebe: Sowohl während der Bewegung als auch danach werden Fettdepots verstärkt abgebaut.
- Gehirn: Es werden vermehrt Neuronen gebildet.
- Muskeln: Traubenzucker und Fettsäuren werden besser aufgenommen. Neue Blutgefäße wachsen und die Muskelmasse generiert sich.
- Leber: Der Stoffwechsel verbessert sich. Glukose wird freigesetzt.
- Herz: Blutgefäße bilden sich neu. Die Wundheilung wird verbessert. Schutz vor Infarkt.

Rauchen schadet nicht nur der Lunge

Viele Raucher bleiben ihrer lästigen und gesundheitsschädlichen Angewohnheit auch aus Angst vor einer Gewichtszunahme treu. Dabei gehen verhaltensabhängige Risikofaktoren wie Rauchen, üppiger Alkoholkonsum und Bewegungsmangel besonders häufig mit Übergewicht einher. Aber etwas Wahres ist schon dran: Wer viel geraucht hat und sich von seiner Sucht verabschiedet, nimmt meistens einige Kilos zu.

Das hängt mit dem veränderten Stoffwechsel zusammen. Nikotin kurbelt den Kreislauf, den Herzschlag und die Darmtätigkeit an. Das erhöht den Energieverbrauch des Körpers, der nach dem Rauchstopp wieder auf sein normales Niveau abfällt. Rauchen aktiviert zudem die Fettoxidation. Auch dieser Prozess entfällt also ohne Nikotinkonsum.

Die Tabakinhaltsstoffe bewirken zudem, dass die Körperzellen verzögert auf Insulin ansprechen, was die Fettspeicherung limitiert. Und last but not least hat Rauchen eine antiöstrogene Wirkung, indem es den Östrogenabbau in der Leber beschleunigt. Östrogenmangel begünstigt wiederum einen Insulinüberschuss, eine langsame Kalorienverbrennung und die vermehrte Speicherung von Bauchfett.

Durch die Stoffwechselumstellung nehmen Exraucher also zunächst einige Kilos zu. Vor allem dann, wenn Fitnesstraining und Muskelaufbau unterbleiben. Noch deutlicher steigt das Gewicht an, wenn die Ehemaligen ihre Nikotinentwöhnung und den damit verbundenen Stress durch üppige Kalorienzufuhr kompensieren. Das geschieht leichter, als man denkt, da Appetit und Hungergefühl nicht mehr durch das Nikotin gedämpft werden. Auch ein wiederentwickelter besserer Geschmacks- und Geruchssinn können den Appetit steigern. Und Rauchen ist nun einmal eine Stressverarbeitungs- sowie Selbstbelohnungskrücke und wird demnach als Kompensationsstoff missbraucht. Viele Exraucher greifen deshalb statt nach dem Glimmstängel nur allzu gerne zu Süßigkeiten oder belohnen sich nach einem nikotinfreien Stresstag mit einem kalorienreichen Abendessen.

Fazit: Wer es schafft, Abschied von der Zigarette zu nehmen, lebt fortan gesünder und verlängert seine Lebensspanne. Auch Alterungsprozesse – insbesondere der Haut – verlangsamen sich und die Lunge reinigt sich mit der Zeit. Hinzu kommt, dass nicht nur das allgemeine Krebsrisiko deutlich abnimmt, sondern auch das Risiko, an Diabetes zu erkranken.

Über allem thront die Psyche

Kennen Sie Gefühle von Frust und Überforderung? Angst, dem täglichen beruflichen wie privaten Leistungsdruck nicht mehr gewachsen zu sein? Sorge, eines Tages vor den Anforderungen des Alltags kapitulieren zu müssen? Dann gehören Sie zu dem Großteil der Bevölkerung, den dieses Lebensgefühl stresst und krank macht. Typische Folgen sind chronische Müdigkeit und Schlafstörungen, fehlende Energie und Spannkraft, nachlassender Antriebswille, schwindende Motivation, Heißhunger und Übergewicht. Studien bestätigen, dass sich negativer Stress vornehmlich durch Fettablagerung in der Bauchregion zeigt.

Es sind un(ter)bewusste Motive, die unserem Ess- und Trinkverhalten zugrunde liegen. Aber sie sind gleichzeitig die entscheidenden Motoren bei der Gewichtszunahme. Steckt auch bei Ihnen der verständliche Wunsch nach Entspannung, Zuwendung und Selbstbelohnung dahinter, wenn Sie rauchen, essen und Alkohol trinken? Dann wissen Sie, dass dies – wenn auch nur kurzfristig – unangenehme Gefühle wie Ausgebranntsein, Einsamkeit und innere Leere verdrängen kann. Sie wissen aber gleichzeitig, dass dieses als »seelische Krücke« missbrauchte Verhalten einerseits die Sucht nach Nikotin und Alkohol anbahnt, andererseits auch das bauchlastige Fett vermehrt. Einen Ausweg aus Ihrer misslichen Lage bietet es jedoch nicht. Im Gegenteil: In Kombination sind diese Folgen besonders gefährlich für Ihre Gesundheit.

5. DER BAUCHFETT-CHECK

Ein entscheidender Schritt heraus aus dieser Spirale der schlechten Gewohnheiten ist die Neuprogrammierung Ihrer Psyche. Wer schwerwiegende Probleme hat, sollte es wagen, die professionelle Unterstützung eines Psychotherapeuten in Anspruch zu nehmen. Doch oft hilft schon ein tiefer Blick in sich selbst. Vielleicht gelingt es Ihnen, die ungelösten Probleme, die Sie mit Ihrem bisherigen Essverhalten unbewusst zu kompensieren versuchten, auf diese Weise zu erforschen?

Machen Sie sich dabei bewusst: Nur mit einer neuen Zielsetzung auf kleine, realistische Schritte können Sie lernen, mit negativen Gefühlen »gesund« umzugehen, anstatt reflexartig und gedankenlos Ihre Bedürfnisse zu befriedigen, ohne auf die Konsequenzen zu achten.

Positive Verhaltensmuster können wir in jedem Alter erlernen und damit selbstbestimmt und selbstverantwortlich entscheiden, was uns guttut und was nicht. Die daraus folgenden positiven Erlebnisse sorgen dafür, dass unsere Glückshormone (Endorphine und Serotonin) im Körper ansteigen. Sie helfen dabei, unseren Lebensweg in Ruhe, Gelassenheit und Zuversicht nach vorne schauend auszurichten. Ausdauersport, ein erfülltes Sexualleben, Naturerlebnisse, Meditation und Gespräche mit Freunden sind hervorragende »Strategien«, um Zuversicht, anhaltende Glücksgefühle und Zufriedenheit zu bekommen.

Machen Sie sich bewusst, welche Reflexe, Verdrängungs- und Kompensationsmechanismen bei Ihnen zur Gewichtszunahme geführt haben und einer dauerhaften Gewichtsabnahme im Weg stehen. Nicht selten haben solche Verhaltensmuster eine lange familiäre und persönliche Tradition. Wir haben zu diesem Thema einen Fragebogen zu Ihrer persönlichen Lifestyle-Biografie entwickelt. Sie finden ihn ab Seite 31.

6.

Stoffwechsel-Fitness – so erreichen Sie sie

Falls Ihnen inzwischen etwas mulmig zumute wurde, keine Sorge! Sehen Sie es einmal so: Sie wissen jetzt, dass Ihr Bauchansatz keine harmlose Wohlstandserscheinung und bei Weitem nicht nur ein kosmetisches Problem ist. Sie können aber etwas gegen Ihr Übergewicht und viel für Ihre Gesundheit tun, und das keineswegs nur aus ästhetischen Motiven. Ist das keine hervorragende Motivation, sich zu verändern? Wie es funktionieren kann, zeigen wir Ihnen mit der 2-Tage-Diät.

Die erfreuliche Nachricht: Schon mit moderaten Veränderungen des Lebensstils, einem Gewichtsverlust von fünf bis zehn Prozent des Körpergewichts und regelmäßiger körperlicher Aktivität können Sie Ihr Risiko halbieren, später einmal zuckerkrank zu werden.

Um Ihre Stoffwechsellage zu verbessern, hilft es, weniger überflüssige Energie aufzunehmen, ohne dabei frustriert vor dem Teller zu sitzen. Die zweite Säule ist regelmäßige Bewegung. Damit bringen Sie Ihren Stoffwechsel wieder in Schwung und mobilisieren die Fettdepots am falschen Ort zugunsten von mehr Leistungsfähigkeit und Lebensfreude. So tun Sie etwas ...

... für Ihren Bewegungsapparat
- Verbesserung der Ausdauer- und Krafteigenschaften
- Verbesserung des Zellstoffwechsels

- höhere Belastbarkeit der Bänder, Sehnen und Knochen, die durch Training und die verbesserte Durchblutung elastischer und belastbarer werden
- größere Belastbarkeit der Knochen durch Training und eine verbesserte Mineralstoffversorgung; der Schwund tragfähiger Knochenmasse wird verlangsamt (Osteoporose-Prävention)
- effektiver Schutz der Gelenke

... für Ihr Herz-Kreislauf-System
- bessere Sauerstoffversorgung des ganzen Körpers durch Vermehrung der roten Blutkörperchen
- verstärkte Infektabwehr durch die weißen Blutkörperchen (Lymphozyten) im Blut
- verringerte Thromboseneigung
- Verbesserung der Herzleistung durch höhere Pumpleistung und Herzdurchblutung
- niedrigere Herzfrequenz (ökonomisierte Herz-Kreislauf-Arbeit)
- Senkung des systolischen und diastolischen Blutdrucks
- verbesserte Elastizität der Blutgefäße
- Verbesserung des venösen Blutstroms
- bessere Durchblutung in der Peripherie, dadurch höherer Schutz vor arterieller Verschlusskrankheit
- bessere Durchblutung des Gehirns (u. a. verbesserte Merkfähigkeit, größeres Erinnerungsvermögen und bessere Konzentration)

... für Ihre Atmung
- Anstieg der Vitalkapazität der Lunge
- Stärkung der Atemhilfsmuskulatur
- ökonomisierte Atmung (geringere Steigerung der Atemfrequenz bei Belastung)
- verbesserte Sauerstoffversorgung und Belüftung der Lunge

- Anstieg der maximalen Sauerstoffaufnahme (tiefere Atmung)

... für Ihren Stoffwechsel
- Absinken erhöhter Triglyzeride sowie des LDL-Cholesterins
- Anstieg des HDL-Cholesterins
- Senkung des Harnsäurespiegels
- verbesserte Insulinempfindlichkeit, Absinken erhöhter Insulinspiegel
- verbesserte Ausscheidung von Stoffwechselprodukten über den Schweiß und die Nieren
- Unterstützung der Gewichtsregulation (Gewicht halten)
- Förderung der Darmtätigkeit
- bessere Gegensteuerung des Körpers bei Stressreaktionen
- weniger Schwitzen, weniger Hitzestau im Körper

... für Ihr Nerven- und Hormonsystem
- Verbesserung der Bewegungssteuerung (Koordination, Reaktionsfähigkeit, Gleichgewicht, Raumorientierung, Aufmerksamkeit)
- Optimierung der vegetativen Regulation (raschere Erholungsfähigkeit, positive Beeinflussung bei Schlaflosigkeit, Nervosität, Konzentrationsschwäche)
- erhöhte Leistungsfähigkeit durch Ökonomisierung der hormonbildenden Drüsen (Hypophyse, Schilddrüse, Nebennieren)

... für Ihre Psyche
- Steigerung des Selbstwertgefühls
- Förderung des psychischen Wohlbefindens
- positive Beeinflussung in Richtung eines gesundheitsorientierten Lebensstils (verstärktes Gesundheitsbewusstsein)
- Steigerung des Aktivitätsniveaus
- höhere Stresstoleranz und Problemlösungskapazität

- mehr Lebensqualität durch eine intensivere Körperwahrnehmung
- besseres Aussehen und Wohlbefinden

... und für die angenehmen Seiten des Lebens
- Verbesserung des Geschmacks durch hochwertige Nahrungsmittel
- mehr Anerkennung und Zuwendung
- mehr Spaß am Sex
- allgemeine Optimierung von Lebensgefühl und Lifestyle

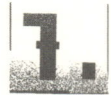

Machen Sie den Selbstcheck

Möchten Sie erfahren, wie es um Ihren aktuellen körperlichen Zustand steht? Wie leistungsfähig Sie sind? Möchten Sie außerdem wissen, wie hoch Ihr individueller Kalorienverbrauch ist? Was können Sie essen, um nicht zuzunehmen? Und wollen Sie Ihren Bauchumfang messen, um zu erfahren, wie hoch Ihr gesundheitliches Risiko ist? Dann nutzen Sie folgende Tests für eine ehrliche Bestandsaufnahme.

Ihre Fitness: Wie beweglich und leistungsfähig ist Ihr Körper?

Hier können Sie mit einem kleinen Fitness-Check herausfinden, wie es um Ihre körperliche Leistungsfähigkeit und Beweglichkeit steht.

Test für Beweglichkeit

1. Fersen berühren im Sitzen: Beweglichkeit des Rumpfes

Ausgangsstellung: Mit dem Rücken an eine Wand setzen. Rücken und Gesäß haben während der gesamten Übung Kontakt zur Wand. Die Beine sind geschlossen und durchgestreckt. Füße und Zehen anziehen.

Ausführung: Den Oberkörper langsam vorbeugen und die Arme in Richtung Zehenspitzen bzw. darüber hinausschieben. Während der Übung bleiben die Knie durchgestreckt und das Gesäß berührt die Wand.

Ergebnis: Die Fingerspitzen reichen ...
a. mindestens eine Handlänge über die Zehen hinaus. (Note 1)
b. gerade über die Zehen. (Note 2)
c. bis weniger als eine Handbreit vor die Zehen. (Note 3)
d. mehr als eine Handbreit vor die Zehen. (Note 4)
e. Die Ausgangsposition kann gar nicht eingenommen werden. (Note 5)

2. Arme hinter den Rücken: Beweglichkeit im Bereich Schultern, Rücken, Arme

Ausgangsstellung: Stabiler Stand – die Füße stehen parallel im hüftbreiten Abstand, die Knie sind leicht gebeugt.

Ausführung: Einen Arm nach hinten über den Kopf führen, abwinkeln und die Hand zwischen die Schulterblätter legen. Den anderen Arm angewinkelt an der Taille vorbei zum Rücken führen. Versuchen, die obere Hand zu berühren.

Ergebnis: Abstand zwischen den beiden Händen
a. Die Hände berühren sich komplett. (Note 1)
b. Die Fingerspitzen berühren sich. (Note 2)
c. Der Abstand beträgt bis zu 10 cm. (Note 3)
d. Der Abstand beträgt mehr als 10 cm. (Note 4)
e. Die Arme können gar nicht weit genug nach hinten geführt werden. (Note 5)

3. In die Hocke: Beweglichkeit der Wadenmuskulatur, Verkürzungen der unteren Extremität

Ausgangsstellung: Stabiler Stand – die Füße stehen parallel im hüftbreiten Abstand, die Knie sind leicht gebeugt. Arme nach vorne strecken.

Ausführung: Möglichst tief in die Hocke gehen. Die Fersen bleiben dabei so lange wie möglich auf dem Boden. Den Rücken aufrecht halten.

Ergebnis: Die Fersen heben ...
a. bis zur vollständigen Hocke nicht vom Boden ab. (Note 1)
b. bis 10 cm vor dem Boden nicht ab. (Note 2)
c. erst vom Boden ab, wenn der Kniewinkel kleiner als 90 Grad ist. (Note 3)
d. erst vom Boden ab, wenn der Kniewinkel größer als 90 Grad ist. (Note 4)
e. Eine Kniebeuge, ohne umzufallen, ist nicht möglich. (Note 5)

Test für Kraft

4. Unterarmstütz: Stabilität der vorderen Rumpfmuskulatur

Ausgangsstellung: Die Unterarme sind schulterbreit und parallel auf dem Boden abgelegt, die Ellenbogen bilden einen 90-Grad-Winkel, die Daumen zeigen nach oben. Gerader Rücken, Bauch leicht gespannt. Der Körper bildet vom Kopf bis zu den Fersen eine gerade Linie.

Ausführung: Abwechselnd die Beine bei gestreckten Knien vom Boden anheben und wieder absenken (Sekundenrhythmus). Wiederholungen zählen. Die Übung abbrechen, sobald ein Holzkreuz nicht mehr vermieden werden kann.

Ergebnis:
Wiederholungszahl Männer
a. > 60 (Note 1)
b. 50 bis 60 (Note 2)
c. 40 bis 50 (Note 3)
d. 30 bis 40 (Note 4)
e. < 30 (Note 5)

Wiederholungszahl Frauen
a. > 50 (Note 1)
b. 40 bis 50 (Note 2)
c. 30 bis 40 (Note 3)
d. 20 bis 30 (Note 4)
e. < 20 (Note 5)

5. Beine absenken: Stabilität der Bauchmuskulatur

Ausgangsstellung: Rückenlage – die Hände hinter dem Kopf verschränkt, Beine und Zehen senkrecht nach oben strecken. Der untere Rücken liegt fest auf der Unterlage auf.

Ausführung: Die Spannung in Bauch- und Gesäßmuskeln halten, während die Beine ganz langsam in Richtung Boden abgesenkt werden. Die Übung abbrechen, sobald ein Hohlkreuz nicht mehr vermieden werden kann.

Ergebnis: Der untere Rücken hat Kontakt zum Boden ...
a. bis die Füße (nahezu) den Boden erreichen. (Note 1)
b. bis die Füße 10 cm über dem Boden sind. (Note 2)
c. bis der Winkel zwischen Beinen und Boden mindestens 45 Grad beträgt. (Note 3)
d. bis der Winkel zwischen Beinen und Boden weniger als 45 Grad beträgt. (Note 4)
e. nur solange die Beine senkrecht nach oben gestreckt werden. (Note 5)

6. Liegestützvariation: Kraftausdauer der oberen Extremitäten-, Brust- und Schultermuskulatur

Ausgangsstellung: Bauchlage – die Hände berühren sich hinter dem Rücken.

Ausführung: Abwechselnd in die Liegestützstellung heben und wieder in die Bauchlage absenken. Dabei in der Liegestützstellung mit einer Hand die andere berühren und in der Bauchlage hinter dem Rücken in die Hände klatschen. Führen Sie diesen Übungsablauf 40 Sekunden lang durch. Es werden die kompletten Übungsdurchgänge gezählt (der letzte kann in Liegestützstellung enden).

Ergebnis:
Wiederholungszahl Männer
a. > 25 (Note 1)
b. 20 bis 25 (Note 2)
c. 15 bis 20 (Note 3)
d. 10 bis 15 (Note 4)
e. < 10 (Note 5)

Wiederholungszahl Frauen
a. > 20 (Note 1)
b. 15 bis 20 (Note 2)
c. 10 bis 15 (Note 3)
d. 5 bis 10 (Note 4)
e. < 5 (Note 5)

7. Wand-Sitz-Test: Stabilität der Beinmuskulatur

Ausgangsstellung: In Kniebeugehaltung mit dem gesamten Rücken an die Wand lehnen. Füße senkrecht unter den Knien, hüftbreit und parallel. Die Arme vor dem Körper verschränken.

Ausführung: Ausgangsstellung konstant beibehalten. Knie und Hüfte bleiben dabei um 90 Grad angewinkelt. Es wird die Haltezeit gemessen.

Ergebnis: Zeit in Sekunden
a. > 90 (Note 1)
b. 80 bis 90 (Note 2)
c. 60 bis 80 (Note 3)
d. 45 bis 60 (Note 4)
e. < 45 (Note 5)

Test für Koordination

8. Einbeinstand: Balance

Ausgangsstellung: Mit geschlossenen Augen auf einem Bein stehen. 90-Grad-Winkel zwischen Rumpf und angehobenem Bein, die Hände vor der Brust verschränken.

Ausführung: Es wird die Zeit gestoppt, wie lange das Gleichgewicht gehalten werden kann. Der erste Versuch zählt.

Ergebnis: Zeit in Sekunden
a. > 30 (Note 1)
b. 25 bis 30 (Note 2)
c. 20 bis 25 (Note 3)
d. 15 bis 20 (Note 4)
e. < 15 (Note 5)

9. Wurf-Fang-Übung: Reaktions- und Orientierungsfähigkeit

Ausgangsstellung: In drei Meter Abstand vor eine Wand stellen. Einen kleinen Ball (z. B. einen Tennisball) in die Wurfhand nehmen.

Ausführung: Den Ball in etwa zwei Meter Höhe an die Wand werfen. Während der Flugphase des Balls einmal um die Körperlängsachse drehen. Abschließend den Ball fangen. Es werden fünf Versuche gewertet: Ball gefangen = 2 Punkte, Ball nicht gefangen, aber aktiv berührt = 1 Punkt, Ball nicht gefangen und nicht berührt = 0 Punkte.

Ergebnis:
a. 10 (Note 1)
b. 8 bis 9 (Note 2)
c. 6 bis 7 (Note 3)
d. 3 bis 5 (Note 4)
e. < 3 (Note 5)

Gesamtergebnis: Summe aller Fähigkeiten

Zählen Sie jetzt alle Ihre Benotungen zusammen und teilen Sie die Summe durch 9. Das Ergebnis ist Ihre Durchschnittsnote. So fällt die Bewertung für Ihre individuelle Fitness aus:

Note 1: Ihr Fitnessstand ist ausgezeichnet. Jetzt heißt es weiter so, denn nur durch regelmäßige, abwechslungsreiche Bewegung können Sie Ihre Leistungsfähigkeit erhalten.

Note 2: Ihr Fitnessstand ist recht gut. Diese Leistungsfähigkeit können Sie erhalten und gegebenenfalls noch ausbauen, indem Sie weiterhin ein ausgewogenes Programm mit Kräftigungs-, Konditions- und Koordinationsübungen absolvieren.

Note 3: Ihren Fitnesszustand sollten Sie verbessern – am besten mit mindestens zwei Sporteinheiten pro Woche und noch mehr in den Alltag integrierten Bewegungseinheiten.

Note 4: Es ist dringend an der Zeit, dass Sie mehr Bewegung in Ihren Alltag bringen. Regelmäßiges moderates Üben ist dabei entscheidend.

Note 5: Oje! Sie sollten unbedingt mehr für Ihren Körper tun. Fangen Sie gleich an, ohne sich zu überfordern. Auch kleine Schritte führen zum Erfolg ...

Ihr Energiebedarf: Wie viele Kalorien verbrauchen Sie pro Tag?

Um zu erfahren, wie viele Kalorien Sie am Tag aufnehmen können, ohne an Gewicht zuzulegen, berechnen Sie zum einen Ihren durchschnittlichen **Grundumsatz (GU)** und zum anderen Ihren **Leistungsumsatz.**

Beim **Grundumsatz** handelt es sich um die Energiemenge (Kalorien), die Ihr Körper benötigt, um sämtliche Stoffwechselfunktionen und damit die Arbeit sämtlicher Organe aufrechtzuerhalten. Dabei sind körperliche Aktivitäten wie Muskelarbeit (auch Leistungsumsatz genannt) nicht mit eingeschlossen.

Jeder Mensch hat einen ganz individuellen Grundumsatz, abhängig von Geschlecht, Körpergröße, Alter, aber auch der Körperoberfläche. Auch die Lebenssituation spielt eine Rolle. So braucht der Organismus im Schlaf bis zu 10 Prozent weniger Kalorien als sonst und bei sehr niedrigen Außentemperaturen ist der Kalorienbedarf des Körpers um etwa fünf Prozent erhöht. Ab der Geburt bis zum fünften Lebensjahr steigt der Grundumsatz rasant an, um dann bis zum 25. Lebensjahr wieder langsam zu sinken. Nach einer relativ stabilen Phase, etwa bis zum 40. Lebensjahr, nimmt der Grundumsatz noch einmal weiter ab. Ab dem 60. Lebensjahr nimmt man deshalb schneller zu und wird dieses Gewicht auch nur schwer wieder los.

Spitzenreiter beim Energieverbrauch ist der Magen-Darm-Bereich mit 22 Prozent, unser Gehirn schlägt immerhin mit 20 Prozent des Grundumsatzes zu Buche, die Muskeln – ohne Berücksichtigung des Leistungsumsatzes – verbrauchen 18 Prozent und unser Herz 14 Prozent dieser Energie.

Gesondert gerechnet wird die Verdauungsarbeit, die nach der Nahrungsaufnahme erfolgt. Denn dann verbraucht der Körper noch einmal zwischen 6 bis 10 Prozent mehr Energie. Wer kennt nicht die bleierne Müdigkeit nach einem schweren Mittagessen? Sie ist auf die Energieumverteilung im Körper zurückzuführen.

Der **Leistungsumsatz** berücksichtigt die Muskelarbeit, die der Körper leistet. Er macht nur etwa 15 bis 30 Prozent des gesamten Energieumsatzes aus. Damit wird klar, warum Abnehmen so schwerfällt. Trotzdem beeinflusst jede Form von Sport und körperlicher Betätigung den Leistungsumsatz. Mit anderen Worten: Durch Sport kann man ihn deutlich erhöhen – und das hilft beim Abnehmen.

Wie steht es also nun um Ihren individuellen Energie(Kalorien-)verbrauch? Um den Grundumsatz zu berechnen, nehmen Sie Ihr Gewicht in Kilogramm, Ihre Größe in Zentimetern und Ihr Alter in Jahren und berechnen wie folgt:

Berechnung Grundumsatz

Männer: GU = 66 + (13,7 x Gewicht in kg) + (5 x Größe in cm) − (6,8 x Alter in Jahren)

Frauen: GU = 655 + (9,6 x Gewicht in kg) + (1,8 x Größe in cm) − (4,7 x Alter in Jahren)

Für den Gesamtenergieumsatz (Leistungsumsatz) brauchen Sie Ihren Grundumsatz und Ihren Aktivitätsfaktor. Der definiert sich folgendermaßen:

- sehr leicht = sitzende Tätigkeit, kaum Sport
- normal = sitzende Tätigkeit, aktiv im Alltag
- mäßig = sitzende Tätigkeit, 3 bis 4 Stunden Sport/Bewegung pro Woche
- aktiv = sitzende Tätigkeit, 4 bis 5 Stunden Sport/Bewegung pro Woche
- stark aktiv = körperliche Arbeit und hartes Training

Berechnung Leistungsumsatz

Grundumsatz x Aktivitätsfaktor

- sehr leicht aktiv: GU x 1,2
- normal aktiv: GU x 1,3
- mäßig aktiv: GU x 1,4
- aktiv: GU x 1,6
- stark aktiv: GU x 1,9

Ihr Bauchumfang: ein Gesundheitsrisiko?

Der Umfang Ihres Bauchs hat hohe Aussagekraft über Ihr individuelles Gesundheitsrisiko. So erfahren Sie die Wahrheit über Ihren aktuellen Zustand:

- Messen Sie Ihren Bauchumfang im Stehen und mit freiem Oberkörper.
- Legen Sie das Maßband in der Mitte zwischen dem unteren Rippenbogen und dem Beckenkamm an der dicksten Stelle des Bauchs an und führen es um Ihren Leib herum. Orientieren Sie sich nicht am Bauchnabel, dieser liegt bei manchen Menschen mit einer kurzen Taille etwas weiter unten.
- Atmen Sie leicht aus und lesen Sie den Bauchumfang auf dem Maßband ab.

Als Faustregel gilt: Je mehr Zentimeter um die Taille, desto höher das Risiko für ungünstige Stoffwechselveränderungen des Organismus. Und jeder Zentimeter mehr wiegt doppelt schwer! Als hoch gefährdet für Folgeerkrankungen gelten Männer mit einem Bauchumfang über 112 cm und Frauen über 94 cm.

7. MACHEN SIE DEN SELBSTCHECK

Bauchumfang und Gesundheitsrisiko

Männer	Frauen	Gesundheitsrisiko
> 94 cm	> 80 cm	gegeben
> 102 cm	> 88 cm	erhöht
> 112 cm	> 94 cm	hoch

8.

Ihr Weg zum Wunschgewicht: viel leichter als gedacht!

Fünf Tage essen, zwei Tage fasten

Die Geheimwaffe der 2-Tage-Diät sind leckere eiweißreiche Mahlzeiten à 500 Kilokalorien – an zwei frei gewählten Tagen der Woche. Dafür haben wir für Sie eine Menge tolle Rezepte entwickelt – mit Fleisch, Fisch oder vegetarisch –, die alle exakt 500 Kilokalorien bereitstellen. Sie finden sie ab Seite 109. Da ist garantiert für jeden etwas dabei. An den restlichen fünf Tagen der Woche brauchen Sie nichts zu beachten und dürfen essen und leben wie gewohnt. Wer in dieser Zeit aber über die Stränge schlägt, wird natürlich geringere Effekte erzielen als jemand, der auch diese Tage maßvoll gestaltet.

Die Umsetzung der Diät ist extrem simpel. An den beiden Fastentagen können Sie trinken, so viel Sie wollen, aber bitte nur ungesüßte Getränke wie Kaffee, Tee und Wasser. Zusätzlich gibt es als Mahlzeitenersatz heiße Gemüsebrühe – entweder am Mittag oder am Abend.

Speziell für die Leser von *2 Tage Diät sind genug* hat der Konstanzer Apotheker Dr. Daniel Hölzle eine Kräuterteemischung kreiert, die den Abnehmeffekt der 2-Tage-Diät spürbar und schmackhaft unterstützt. Die Kräuter des Tees greifen an verschiedenen für den Stoffwechsel wichtigen Stellen im Körper an und fördern damit das Wohlbefinden während des Abnehmens.

Der Tee für die 2-Tage-Diät setzt sich folgendermaßen zusammen (pro 100 g):

Ingwerwurzel	20 g
Lemongras	40 g
Mateblätter	20 g
Brennnesselblätter	10 g
Eisenkraut	10 g

Die Ingwerwurzel beispielsweise unterstützt die Ausscheidung von belastendem Gewebswasser und befreit den Körper somit von störenden Stoffen. Das Lemongras stärkt das Immunsystem, wirkt gleichzeitig anregend und lässt Sie damit fitter in den Tag starten. Seine gewebsstraffenden Eigenschaften runden die positiven Effekte auf den Körper ab. Die Mateblätter unterstützen die aktivierende Wirkung des Lemongrases und fügen eine tonisierende Wirkung hinzu. Das bedeutet, dass der Kreislauf angeregt wird, der Grundumsatz des Körpers steigt und damit der Kalorienverbrauch erhöht wird. Die Brennnesselblätter und das Eisenkraut wiederum sorgen dafür, dass Abbauprodukte besser ausgeschieden werden können. Dadurch befreit sich der Körper leichter von eingelagertem Gewebswasser und hält die aktive Darmtätigkeit auch während der ernährungsreduzierten Tage aufrecht.

Die optimale Unterstützung gewährt der Tee bei folgender Dosierung: An den fünf normalen Ernährungstagen trinken Sie ein bis zwei Tassen pro Tag, an den beiden reduzierten Tagen drei bis vier Tassen. Die Wirksamkeit steigt, je länger man die Kräuter ziehen lässt. Dabei entwickelt die Ingwerwurzel ihre typische Schärfe. Das ist zwar gesund, aber nicht jedermanns Geschmack. Probieren Sie es einfach aus und finden Sie Ihre persönliche Intensität.

8. IHR WEG ZUM WUNSCHGEWICHT: VIEL LEICHTER ALS GEDACHT!

Den Tee für die 2-Tage-Diät von Dr. Hölzle können Sie in der Tiergarten-Apotheke in Konstanz kaufen oder in deren Onlineshop unter www.e-goPharm24.de bestellen.

> **Ein Kinderspiel: Gemüsebrühe zubereiten**
>
> Wer es bequem liebt, kauft eine von den guten gekörnten Gemüsebrühen (in Bioqualität und ohne Geschmacksverstärker sowie Hefeextrakt) und gießt sie einfach mit kochendem Wasser auf. Fertig! In kleinen Schlucken nippen und genießen.
>
> Noch besser ist natürlich eine selbst zubereitete Gemüsebrühe. Das Rezept ist denkbar einfach: Sie nehmen 500 g verschiedene Gemüse der Saison, zum Beispiel Karotten, Sellerie, Lauch, Weißkohl oder Kohlrabi. Schneiden Sie das Gemüse in grobe Stücke und geben Sie alles in einen Topf mit 2 Liter Wasser. Würzen Sie die Flüssigkeit mit Salz, Pfeffer und Liebstöckel und bringen Sie sie zum Kochen. Nach zehn bis 15 Minuten Garzeit (leichtes Köcheln) entfernen Sie die Gemüsestücke – die Brühe ist fertig. Mit frischen Kräutern wie Schnittlauch, Petersilie oder Thymian zaubern Sie ein abwechslungsreiches Aroma. Guten Appetit!

Welcher Mahlzeitentyp sind Sie? Bevorzugen Sie ein gutes Mittagessen? Oder ist Ihnen Ihr Abendessen heilig? Entsprechend Ihren Vorlieben können Sie es sich aussuchen, ob Sie Ihre 500-Kalorien-Eiweißmahlzeit mittags oder abends zu sich nehmen. Für den Abnehmerfolg spielt das keine Rolle. Ebenso ist es egal, an welchen Wochentagen Sie fasten. Für manche ist es leichter, die beiden Fastentage am Stück, also direkt hintereinander, zu nehmen. Anderen wiederum geht es besser, wenn sie sie über die Woche verteilen. Wichtig ist nur: Es sollten immer die gleichen Tage sein. So gewöhnt man sich besser an den Rhythmus und Gewohnheit setzt ein. Daher bitte keine nachträgliche Umstellung! Überlegen Sie im

2 TAGE DIÄT SIND GENUG

Voraus gut, wann die beiden Fastentage am besten in Ihren Alltag passen. Wann arbeiten Sie? Wann sind Sie zu Hause? Wann ist Ihre Belastung am höchsten? Wann beansprucht Sie Ihre Familie am wenigsten? Welche regelmäßigen Termine wie Stammtisch, Sport oder Treffen mit Freunden gibt es?

Am besten erstellen Sie sich einen 7-Tage-Plan, in den Sie alle Vorhaben der Woche eintragen. Damit haben Sie einen schnellen Überblick über Ihre Aktivitäten und Verpflichtungen. Dieser könnte aussehen wie der Vorschlag auf Seite 99.

Wichtig ist nun, dass Sie Ihre guten Vorsätze möglichst ohne Umschweife umsetzen. Dazu gehört natürlich auch der Einkauf für die an den Diättagen eingeplanten Gerichte. Schreiben Sie sich dafür unbedingt einen Einkaufszettel und halten Sie sich daran! Am besten besorgen Sie sich gleich alles, was Sie für beide Eiweißmenüs der Woche und für die Zubereitung der Gemüsebrühe (je nach Saison) brauchen. Besorgen Sie sich aber auch rechtzeitig den Tee für die 2-Tage-Diät. Dann haben Sie alles Nötige im Haus und es gibt keine Ausreden, etwas anderes zu essen und zu trinken. Machen Sie es wie Andreas Fischer (Erfolgsstory ab Seite 21): Nehmen Sie keinen großen Einkaufswagen. Konzentrieren Sie sich allein auf Ihre Einkaufsliste. Schauen Sie im Supermarkt nicht nach links und nicht nach rechts. Widerstehen Sie allen Verführungen. Achten Sie darauf, dass Sie Ihren Einkauf möglichst zügig erledigen.

8. IHR WEG ZUM WUNSCHGEWICHT: VIEL LEICHTER ALS GEDACHT!

Wochenplan							
Uhrzeit	Mo	Di	Mi	Do	Fr	Sa	So
6:00							
7:00							
8:00							
9:00							
10:00							
11:00							
12:00							
13:00							
14:00							
15:00							
16:00							
17:00							
18:00							
19:00							
20:00							
21:00							
22:00							

Unnötiges entsorgen

Sorgen Sie für »Harmonie« in Ihrem Kühlschrank! Im Sinne der fernöstlichen Harmonielehre Feng Shui dreht sich alles um gute Energien in Haus und Wohnung. Eine der ersten Maßnahmen für gutes Feng Shui besteht im Aufräumen und Wegwerfen. Denn – so die Theorie – alle Gegenstände, die uns nichts nützen und die wir nicht gebrauchen können, blockieren den freien Energiefluss und belasten uns unnötig. Übertragen Sie diese Idee einmal auf Ihren Kühlschrank und die Vorratskammer. Wie viele ungünstige Energieträger stehen hier auf den Regalen? Wie viele lang haltbare Lebensmittel ohne Nährwert horten Sie? Wie oft kaufen Sie sich etwas Frisches?

Ist es Ihnen wichtig, viel und günstig einzukaufen? Wie groß ist Ihr Süßigkeitendepot? All diese Dinge verstopfen Ihren Energiefluss sowohl auf körperlicher als auch auf geistig-seelischer Ebene. Spürbar am Bauchumfang, an Ihrer Stimmung und Leistungsfähigkeit.

Klar, Vorratshaltung ist praktisch und spart Zeit, dagegen ist nichts einzuwenden. Das lässt sich aber auch mit gesunden Schlankmachern bewerkstelligen. Blenden Sie zukünftig beim Einkaufen bestimmte Nahrungsmittel einfach aus und achten Sie auf Qualität vor Quantität. Am leichtesten nehmen Sie ab (und halten Ihr Gewicht), wenn Sie sich langfristig eher fett- und ballaststoffreich ernähren als ballaststoffarm und kohlenhydratreich. Mit hochwertigem (Bio-)Fleisch, Fisch (vor allem Kaltwasserfisch), Eiern, Oliven-, Raps- oder Walnussöl und Nüssen zapfen Sie die besten Fett- und Proteinquellen an. Kombinieren Sie das mit viel Obst und Gemüse und ergänzen Sie es durch Milchprodukte. Bei Getreideprodukten fällt die Entscheidung für Vollkorn. Diese Ernährung ist ausgewogen, gesund und vor allem lecker.

8. IHR WEG ZUM WUNSCHGEWICHT: VIEL LEICHTER ALS GEDACHT!

> Wenn Sie Ihr Bauchfett langfristig einschmelzen wollen, sollten Sie beim Einkaufen umdenken und Ihre Vorratskammer entrümpeln. Kaufen Sie Lebensmittel zukünftig nur noch nach Qualitätskriterien. Dann versorgen Sie Ihren Körper beim Essen mit wertvollen Inhaltsstoffen, belasten ihn weniger und haben dafür mehr Energie! Ihre Geschmacksnerven werden wieder sensibilisiert und Essen wird zum sinnlichen Genuss. Denn: Alles, was Sie ohne Genuss essen, ist überflüssig!

Machen Sie sich keine Sorgen: Sie werden Ihren normalen Alltag trotz der an zwei Tagen kalorienreduzierten Ernährung ohne Probleme meistern. Sie können arbeiten und sich konzentrieren. Sie sind leistungsfähig und werden auch gut schlafen. Der Körper erfährt keinerlei Mangel. Im Gegenteil: Er ist dankbar, einmal weniger beansprucht zu werden und nicht ständig diesen Überfluss verarbeiten zu müssen.

> **Weniger ist mehr**
>
> Es ist hinreichend bewiesen, dass Kalorienrestriktion den Stoffwechsel normalisiert, vor Krebs schützt und das Leben verlängert. Ein oder zwei sogenannte Entlastungstag(e) pro Woche, also vier oder acht Tage pro Monat, oder auch nur das Weglassen des Abendessens zeigen schon große Wirkung.

Im Arbeitsleben ist ein arbeitsfreier Tag pro Woche zur Erholung und Entlastung zur Selbstverständlichkeit geworden. Dasselbe sollten Sie Ihrer Verdauung gönnen. Schließlich arbeiten Darm und Leber durchgehend, ohne sich eine Auszeit nehmen zu können. Für Ihre Verdauungsorgane ist deshalb mindestens ein Entlastungstag pro Woche mit entsprechend reduzierter Kalorienzufuhr notwendig! Dann können sich die Verdauungsorgane und der Stoffwechsel regenerieren und Ihr Gewicht reguliert sich von ganz alleine. Ein weiterer Vorteil ist, dass sich durch die verminderte Nahrungsaufnahme der Alterungsprozess der Zellen und Organe verlangsamt. Die genaue Ursache ist zwar noch nicht endgültig erforscht, doch gibt es Hinweise dafür, dass eine Kalorienrestriktion den oxidativen Stress des Körpers vermindert und sich dadurch die sogenannte primäre Alterung, also die unvermeidliche Alterung, verzögert. Jedenfalls freuen sich die inneren Organe, wenn sie ein- oder zweimal wöchentlich eine kleine Pause einlegen dürfen.

Die Frage nach dem optimalen Zeitpunkt für eine Entlastung lässt sich nicht allgemein beantworten. Entscheidend sind Ihre Lebensumstände und Gewohnheiten. Jeder muss deshalb für sich entscheiden, wann es für ihn am besten passt. Es gibt Tage, an denen man sowieso eher wenig Appetit hat. An anderen Tagen ist man so beschäftigt, dass man das Essen glatt vergisst ... Denken Sie genau über Ihren Wochenablauf nach. Es bieten sich sicher ein paar gute Möglichkeiten.

Fasten – ein natürliches Bedürfnis

Tiere fressen oft ein bis zwei Tage gar nichts, wenn es ihnen nicht gut geht. Das ist ein Mechanismus, den wir Menschen verlernt haben. Wir glauben, täglich essen zu müssen, um bei Kräften zu bleiben. Hinzu kommt, dass wir durch Geschmacksverstärker und Zusatzstoffe aus unserem inneren Rhythmus gebracht werden. Könnten wir besser auf unseren Körper hören, würden wir spüren, wann er lieber fasten und aufs Essen verzichten möchte. Horchen Sie in sich hinein, wann solche Tage sind. Die zwei Entlastungstage der 2-Tage-Diät fallen dann nicht schwer und Sie spüren schnell, dass es Sie entlastet, nicht essen zu müssen!

Also noch einmal: keine Angst vor Leistungsverlust aufgrund der 2-Tage-Diät. Der Körper weiß sich zu helfen. Schließlich gibt es genügend Reserven, auf die er zurückgreifen kann. Zudem ist die Basisernährung durch die eiweißhaltigen 500 Kilokalorien gesichert. Das schützt Sie vor dem gefürchteten Jo-Jo-Effekt und Sie versorgen

Ihren Körper beim Essen mit dem wertvollen Inhaltsstoff Eiweiß. Das heißt, Sie belasten ihn weniger und haben deshalb mehr Energie!

Geheimwaffe Eiweiß

Warum Eiweiß? Ganz einfach: Wer sich eiweißreich ernährt, verliert automatisch Pfunde. Lebensmittel mit viel Eiweiß wie Joghurt, Hülsenfrüchte, Hühnchen oder Eier sättigen besser als Kohlenhydrate. Eiweiß wirkt wie ein natürlicher Appetitzügler. Das liegt daran, dass Eiweiß den Körper dazu anregt, ein »Antihungerhormon« zu produzieren. Das haben englische Studien ergeben.

Eiweißreiche Nahrungsmittel gelten bei Ernährungswissenschaftlern zudem als »Fettverbrenner«. Der Körper muss nämlich viel Energie aufwenden, um etwa aus einem mageren Stück Geflügel körpereigenes Eiweiß herzustellen. Die Formel dazu: Pro 4 Kilokalorien Eiweiß muss der Körper 1 Kilokalorie aus seinen Fettdepots abgeben.

Weil Eiweiße die Grundbausteine des Lebens sind, bewirken sie im menschlichen Körper viel Gutes. Hier erfahren Sie mehr darüber:

Eiweiß nennt man auch Protein. Jedes Protein besteht aus einer oder mehreren Ketten von Aminosäuren. Ihre Hauptaufgabe ist es, dafür zu sorgen, dass verschiedene Körperstrukturen wachsen, sich entwickeln oder erneuert werden. Das sind Muskeln, Bänder, Knochen, Gewebe, Organe, aber auch Nägel, Haut und Haare sowie Enzyme und Hormone. Außerdem stärken sie unsere Abwehrkräfte.

Nehmen wir Eiweiß über das Essen auf, wird es in Aminosäuren aufgespalten und mit deren Hilfe in körpergerechtes Eiweiß umgewandelt. Insgesamt benötigen wir 22 verschiedene Aminosäuren. Die meisten davon kann der Körper selbst herstellen. Neun aber müssen regelmäßig über die Nahrung zugeführt werden. Sie sind lebenswichtig und heißen deshalb »essenzielle« Aminosäuren.

Als natürliches Aufputschmittel gilt beispielsweise die Aminosäure Tyrosin. Der Körper kann sie selbst herstellen, wenn man ihn dabei unterstützt. Essen Sie reichlich Eiweiß ohne Fett und erhöhen Sie damit Ihren Gesamteiweißspiegel. Nur wenn er hoch ist, wird das zugeführte Eiweiß nicht sofort für die Präferenzsysteme Immunabwehr, Muskeln, Haut oder Nervenzellen verbraucht, sondern steht dem Gehirn zur Produktion von Tyrosin zur Verfügung.

Eiweiße ermöglichen Stoffwechselvorgänge, Muskelbewegungen (auch des Herzmuskels) oder Signalübertragungen im Gehirn. Auch Reparaturarbeiten an den Zellen sind nur mit Hilfe von Eiweißen möglich. Sie sorgen also dafür, dass wir gesund und leistungsfähig bleiben. Um die wichtigen Stoffe aus dem Eiweiß für uns nützlich zu machen, braucht der Körper genügend Vitamine, Mineralstoffe und Spurenelemente.

> **Nützliche Stoffwechselhelfer: Vitamine, Mineralstoffe und Spurenelemente**
>
> *Vitamine* sind organische Substanzen, die über keinen Energiewert verfügen. Sie leisten im Körper aber trotzdem einen wesentlichen Beitrag zur Energiegewinnung. Sie unterstützen das Wachstum und zahlreiche physiologische Funktionen des Körpers. Außerdem helfen sie mit, die Abwehr zu stärken. Auch wenn wir nur geringe Mengen davon benötigen, Vitamine sind lebensnotwendig. Weil unser Körper sie nicht selbst herstellen kann, sind wir darauf angewiesen, sie mit der Nahrung aufzunehmen. Das ist mit frischen und hochwertigen Lebensmitteln in der Regel kein Problem. Sie sind natürlicher Bestandteil zum Beispiel von Gemüse, Fisch, Milch, Getreide oder Nüssen. Zu einer Unterversorgung mit Vitaminen kommt es erst bei einer unausgewogenen Zusammenstellung der Mahlzeiten. Auch Raucher oder Stresskandidaten gehören wie Anhänger von Diäten zur Risikogruppe. Mangelerscheinungen äußern sich in eher unspezifischen Symptomen wie ständiger Mü-

8. IHR WEG ZUM WUNSCHGEWICHT: VIEL LEICHTER ALS GEDACHT!

digkeit und Konzentrationsschwäche oder einer erhöhten Infektionsanfälligkeit.

- *Mineralstoffe* sind anorganische Bestandteile der Nahrung. Sie sind unentbehrlich für den Aufbau von Körpersubstanzen wie Knochen und Zähnen, außerdem unterstützen sie Funktionen im Muskel-, Nerven- und Gehirnstoffwechsel. Wie wichtig sie sind, merkt man erst, wenn sie fehlen, zum Beispiel wenn sich aus Jodmangel ein Kropf bildet. Eine ausgewogene und abwechslungsreiche Ernährung mit hoher Nährstoffdichte versorgt den Körper auf alle Fälle, auch in der richtigen Dosierung, mit allen notwendigen Mineralstoffen. Sie verteilen sich dann auf die verschiedenen Organe und Zellen.
- *Spurenelemente* sind Kupfer, Eisen, Selen, Fluor, Mangan, Jod, Chrom und Zink. Sie heißen auch Biostoffe und haben verschiedene Aufgaben im Organismus. Sie entgiften den Körper, fangen freie Radikale ab, arbeiten mit bei der Harmonisierung aller Stoffwechselfunktionen und sorgen in Zusammenarbeit mit den anderen Nährstoffen für Vitalität und ein gesundes Immunsystem. Zink etwa verhilft uns zu innerer Dynamik, denn Zink plus Eiweiß plus Vitamin B6 ergibt Testosteron – das Powerhormon für Libido, innere Kraft und Antrieb. In manchen Fällen, zum Beispiel bei langjähriger Mangelernährung, nach Diäten oder Krankheiten, ist eine Nahrungsergänzung mit Spurenelementen, Vitaminen und Mineralstoffen nötig. Ein Bluttest beim Arzt gibt Ihnen Auskunft, ob Ihr Körper ein paar Extraeinheiten an Biostoffen brauchen kann.

Weil der Körper die ihm zugeführten Eiweiße immer sehr schnell verbraucht, müssen sie ständig »nachgeliefert« werden. Die Deutsche Gesellschaft für Ernährung (DGE) empfiehlt deshalb, dass man täglich 1 Gramm Eiweiß pro Kilogramm Körpergewicht und Sportler sogar 1,6 Gramm aufnehmen sollen. Aufgrund der guten Eigenschaften, die Proteine vorweisen, ist bei gesunden Menschen gegen einen höheren Anteil in der Ernährung nichts einzuwenden. Doch Eiweiß ist nicht gleich Eiweiß – die Quelle ist entscheidend. Essen wir beispielsweise zu viel tierisches Eiweiß mit jeder Menge gesättigter Fettsäuren, kann es nicht mehr entsprechend verarbeitet werden und lagert sich im Bindegewebe und in den Gelenken an. Eine Überversorgung mit Eiweiß bringt den Kalziumhaushalt durcheinander, strapaziert Nieren und Leber und kann zu Übersäuerung und Gicht führen.

> **Vorsicht vor Überversorgung**
>
> Kein Extrem ist gesund! Deshalb darf die Ernährung nicht ausschließlich oder hauptsächlich auf Eiweiß aufbauen. Zu viel aufgenommenes Eiweiß überfordert die Nieren. Wenn nämlich Eiweiß verstoffwechselt wird, entstehen Abbauprodukte, die über die Nieren und die Leber ausgeschieden werden. Diese Mehrarbeit kann die Organe auf Dauer überlasten. Trinken Sie also bei übermäßiger Proteinzufuhr möglichst viel, damit die Nieren gut »durchgespült« werden.

Auch eine Unterversorgung mit hochwertigem Eiweiß hat unerwünschte Folgen: Sie führt zu körperlichem und geistigem Leistungsabfall, greift das Immunsystem an und beschleunigt Alterungsprozesse spürbar. Eine Kost mit mehr Proteinen und weniger Kohlenhydraten ist daher die beste Entscheidung. Sie senkt auch die »schlechten« Blutfettwerte, während das »gute« Cholesterin steigt. Es gilt:

- **Tierisches Eiweiß** kann der Körper am besten verwerten, weil es dem menschlichen Eiweiß ähnelt. Fisch hat sich besonders bewährt, noch vor Sojaprodukten oder Fleisch. Empfehlenswert sind sogenannte Magerfische wie Zander, Kabeljau oder Seelachs. Aber auch ein echtes Bio-Hühnerei wirkt günstig

8. IHR WEG ZUM WUNSCHGEWICHT: VIEL LEICHTER ALS GEDACHT!

auf den Eiweißhaushalt. Milch und (fettarmer) Käse vervollständigen das Programm. Das Eiweiß aus diesen Lebensmitteln kann vom Körper nahezu komplett auf- und übernommen werden.

- **Pflanzliches Eiweiß** hat den Vorteil, dass es meist fettfrei ist. Hier stehen vor allem Sojabohnen und andere Hülsenfrüchte an oberster Stelle. Linsen gelten als beste Energieträger, doch aufgrund ihres relativ hohen Anteils an Kohlenhydraten sind sie in unserem Rezeptteil ab Seite 109 nicht vertreten. Schließlich sollen Sie an den beiden Diättagen Kalorien einsparen. Aufgrund der hervorragenden Werte etwa der Linse von 23 Prozent Eiweiß und nur einem Prozent Fett (zum Vergleich: Fisch und Fleisch enthalten 20 Prozent Eiweiß, aber auch etwas mehr Fett) empfehlen wir, an den »freien« Tagen bevorzugt auf solche Eiweißlieferanten zurückzugreifen.

Ideal ist eine ausgewogene Mischung an tierischen und pflanzlichen Eiweißen. Der Mensch ist auf eine Nahrungskombination von Fleisch, Fisch, Milchprodukten, Gemüse und Obst ausgerichtet, denn als Katalysator, um den wertvollen Lebensbaustein Eiweiß zu verstoffwechseln, brauchen wir Vitamine, Spurenelemente und Mineralstoffe.

Auf genau diese lebensnotwendigen Nährstoffe sind die nun folgenden Rezepte für die 500-Kalorien-Mahlzeiten an den Diättagen ausgerichtet. Sie enthalten alles, was der Körper braucht. In den 500 Kilokalorien sind jede Menge Eiweiße enthalten, wenig Kohlenhydrate und viele Vitamine, Spurenelemente und Mineralstoffe. Viel Spaß beim Zubereiten und guten Appetit!

> **Empfehlung für die »freien Tage«**
>
> Die 2-Tage-Diät hält, was sie verspricht: Sie nehmen über ein Kilo in zwei Wochen ab, wenn Sie an zwei Tagen der Woche Ihre Energiezufuhr eiweißbetont auf 500 Kilokalorien beschränken.

2 TAGE DIÄT SIND GENUG

Nachhaltig! Versprochen! Wem das nicht genügt, weil er noch mehr für seine Linie und Gesundheit tun möchte, hat natürlich die Möglichkeit, seine Essgewohnheiten auch während der restlichen fünf Tage der Woche zu überdenken. Wer sich bislang hauptsächlich von Fertiggerichten oder Fast Food ernährt hat, wer viel Süßigkeiten isst oder sich häufig zwischendurch irgendwelche Snacks in den Mund schiebt, der kann langsam beginnen, dieses Verhalten umzustellen.

Wählen Sie zum Beispiel einen weiteren Tag pro Woche, an dem Sie sich Zeit zum Essen und Kochen nehmen, wenigstens eine Mahlzeit des Tages frisch zubereiten und den Schwerpunkt auf eiweißreiche Kost legen. Kombiniert mit frischem Gemüse und schmackhaften Kräutern, wirkt sich das mit der Zeit spürbar auf den Geschmackssinn aus. Früher oder später werden Sie gar nichts anderes mehr mögen als frisch zubereitete Speisen – und so ändert sich langsam, aber stetig Ihr Essverhalten. Aus drei gesunden Tagen in der Woche werden vier und vielleicht sogar fünf. Es spricht dann aber auch nichts dagegen, an ein oder zwei Tagen zu »sündigen« und zu süß oder zu fett zu essen. Falls es Ihnen dann überhaupt noch schmeckt. Spannend – oder? Machen Sie das Experiment!

Rezepte: So schmeckt's und die Kilos schmelzen

In dem folgenden Rezeptteil stellen wir Ihnen 18 Gerichte mit Fleisch, 12 mit Fisch, sieben vegetarische und zwei vegane Varianten vor. Unsere Ernährungsspezialisten haben sie sehr sorgfältig und speziell für die 2-Tage-Diät entwickelt, sodass sie exakt 500 Kalorien für eine Mahlzeit enthalten und Ihnen eine optimale Einweißzufuhr bei einem geringen Anteil von Kohlenhydraten liefern. Sie sind also nicht nur extrem lecker, sondern bieten Ihnen alles, was Sie für Ihre beiden Fastentage brauchen. Idealerweise genießen Sie das Essen *und* die Freude beim Zubereiten frischer Lebensmittel. Ihr Gaumen weiß das zu schätzen – ganz sicher!

Geflügel und Fleisch

Hähnchenbrust asiatisch mit Sprossensalat
42 g E, 29 g F, 11 g KH
Zubereitungszeit: 25 Minuten

> 1 Hähnchenbrustfilet (ca. 200 g)
> 1 walnussgroßes Stück Ingwerwurzel
> 1 rote Chilischote
> 1 EL Rapsöl
> Salz, Pfeffer
> 1 mittelgroße Möhre
> 100 g Sojasprossen
> 2 EL Sojasauce

Den Backofen auf 200 °C vorheizen. Die Hähnchenbrust auf der Oberseite im Abstand von 2 cm kreuzweise 1 cm tief einschneiden und das Fleisch mit dem »Schnittmuster« nach oben auf ein Stück Alufolie legen.

Den Ingwer schälen und in möglichst kleine Würfelchen schneiden. Die Chilischote der Länge nach aufschlitzen, die Samen entfernen und das Fruchtfleisch fein hacken. Ingwer und Chili mit Rapsöl, Salz und Pfeffer verrühren und in die Einschnitte der Hähnchenbrust streichen. Die Aluolie zu einem Schiffchen formen und das Fleisch im vorgeheizten Backofen auf der mittleren Schiene 15 Minuten garen.

Für den Salat die Möhre putzen, waschen und in feine Streifen schneiden. Mit den Sojasprossen vermischen und mit Sojasauce beträufeln.

Hähnchenbrust mediterran mit Tomatensalat
44 g E, 30 g F, 8 g KH
Zubereitungszeit: 25 Minuten

> 1 Hähnchenbrustfilet (ca. 200 g)
> 1 EL Tomatenmark (aus der Tube)
> 1 EL Olivenöl
> Salz, Pfeffer
> 200 g Tomaten (Roma- oder Rispentomaten)
> 1 Kästchen Gartenkresse
> 2 Frühlingszwiebeln
> 1 EL alter Aceto Balsamico

Den Backofen auf 200 °C vorheizen. Die Hähnchenbrust auf der Oberseite im Abstand von 2 cm kreuzweise 1 cm tief einschneiden und das Fleisch mit dem »Schnittmuster« nach oben auf ein Stück Alufolie legen.

Das Tomatenmark direkt aus der Tube in die Einschnitte drücken und das Fleisch dünn mit etwas Olivenöl bepinseln. Salzen und pfeffern. Die Alufolie zu einem Schiffchen formen und das Fleisch im vorgeheizten Backofen auf der mittleren Schiene 15 Minuten garen.

Für den Salat die Tomaten waschen, die Stielansätze entfernen und das Fruchtfleisch in Würfel schneiden. Die Kresseblättchen abschneiden. Die Frühlingszwiebeln putzen und in feine Ringe schneiden. Mit einer Marinade aus dem restlichen Olivenöl, Essig, Salz und Pfeffer vermischen.

Hähnchenbrust mit Gremolata und Spinat
43 g E, 36 g F, 3 g KH
Zubereitungszeit: 25 Minuten

- 1 Hähnchenbrustfilet (ca. 200 g)
- 1 Knoblauchzehe
- 2 EL gehackte Petersilie
- 1 TL abgeriebene Schale einer Zitrone
- 2 EL Olivenöl
- Salz, Pfeffer
- 100 g junger Spinat
- 2 Frühlingszwiebeln
- 1 EL alter Aceto Balsamico

Den Backofen auf 200 °C vorheizen. Die Hähnchenbrust auf der Oberseite im Abstand von 2 cm kreuzweise 1 cm tief einschneiden und das Fleisch mit dem »Schnittmuster« nach oben auf ein Stück Alufolie legen.

Die Knoblauchzehe abziehen, zerdrücken und mit Petersilie, Zitronenschale, 1 EL Olivenöl, Salz und Pfeffer glatt rühren. Die Paste in die Einschnitte der Hähnchenbrust streichen. Die Alufolie zu einem Schiffchen formen und das Fleisch im vorgeheizten Backofen auf der mittleren Schiene 15 Minuten garen.

Für den Salat die Spinatblätter waschen, verlesen und gut abtropfen lassen. Die Frühlingszwiebeln putzen und in feine Scheiben schneiden. Mit einer Marinade aus dem restlichen Olivenöl, Essig, Salz und Pfeffer vermischen.

Hähnchenbrust mit Pesto und Pflücksalat

46 g E, 38 g F, 6 g KH
Zubereitungszeit: 25 Minuten

> 1 Hähnchenbrustfilet (ca. 200 g)
> 1 EL Pesto (aus dem Glas)
> Salz, Pfeffer
> 3 Blätter Basilikum
> 100 g Pflücksalat (ersatzweise eine andere Salatmischung)
> 1 EL alter Aceto Balsamico
> 1 kleiner EL Olivenöl

Den Backofen auf 200 °C vorheizen. Die Hähnchenbrust auf der Oberseite im Abstand von 2 cm kreuzweise 1 cm tief einschneiden und das Fleisch mit dem »Schnittmuster« nach oben auf ein Stück Alufolie legen.

Das Pesto in die Einschnitte streichen, das Fleisch salzen und pfeffern. Die Alufolie zu einem Schiffchen formen und das Fleisch im vorgeheizten Backofen auf der mittleren Schiene 15 Minuten garen.

Für den Salat den Pflücksalat waschen und gut abtropfen lassen oder trocken schleudern. Mit einer Marinade aus Essig, Olivenöl, Salz und Pfeffer vermischen.

Hinweis: Pflücksalat und andere fertige Salatmischungen erhalten Sie fix und fertig auch in Supermärkten. Sie sind meist zu 200 g abgepackt. Für eine Portion brauchen Sie also ½ Beutel. Achten Sie auf das aufgedruckte Mindesthaltbarkeitsdatum, den restlichen Salat im Kühlschrank aufbewahren und möglichst bald verwenden.

Hähnchenschnitzel mit Walnüssen und Feldsalat

43 g E, 37 g F, 2 g KH
Zubereitungszeit: 20 Minuten

> 200 g Hähnchen-Innenbrustfilets
> Salz, Pfeffer
> 1 EL gemahlene Walnüsse
> 1 EL Olivenöl
> 100 g Feldsalat
> 1 EL alter Aceto Balsamico
> 1 EL scharfer Senf

Die Filets vorsichtig flach drücken, salzen und pfeffern. Die gemahlenen Walnüsse auf einem Teller ausbreiten und das Fleisch von beiden Seiten kräftig hineindrücken, sodass das Nussmehl gut haften bleibt.

Eine beschichte Pfanne dünn mit etwas Olivenöl bepinseln. Braten Sie die Schnitzel in der heißen Pfanne auf jeder Seite etwa 3 Minuten, bis die Kruste goldgelb und knusprig ist.

Den Feldsalat gründlich unter fließendem Wasser waschen und gut abtropfen lassen oder trocken schleudern. Mit einer Marinade aus dem restlichen Olivenöl, Essig, Salz, Pfeffer und Senf anrichten.

Hähnchennuggets auf Chicorée

47 g E, 27 g F, 17 g KH
Zubereitungszeit: 25 Minuten

> 1 unbehandelte Orange (Bio-Orange)
> 1 EL Apfelessig
> 100 g fettarmer Joghurt (1,5 % Fett)
> Salz, Pfeffer
> 1 Chicorée (ungeputzt ca. 200 g)
> 1 Handvoll Feldsalat
> 1 Hähnchenbrustfilet (ca. 200 g)
> 1 EL Pinienkerne
> 1 EL Rapsöl

Die Orange waschen und 1 TL Schale abreiben. Die Orange schälen und dabei das Weiße vollständig entfernen. Wer geübt ist, entfernt auch die Trennhäutchen. Das Fruchtfleisch über einer Schüssel klein schneiden, um den austretenden Saft aufzufangen. Die Kerne entfernen. Den Orangensaft mit Essig und Joghurt zur Marinade verrühren und mit Salz und Pfeffer abschmecken.

Den Chicorée putzen, in einzelne Blätter zerlegen und den bitteren Strunk entfernen. Den Feldsalat sorgfältig waschen und gut abtropfen lassen oder trocken schleudern. Die Salate mit der Marinade vermischen und auf einem Teller anrichten.

Die Hähnchenbrust zu Nuggets schneiden, salzen und pfeffern. Die Pinienkerne in einer beschichteten Pfanne ohne Fett goldgelb rösten, herausnehmen und beiseitestellen. Das Öl in die heiße Pfanne geben und die Fleischstücke unter Rühren rundherum goldgelb anbraten. Mit etwas Wasser ablöschen und den ausgetretenen Bratensaft loskochen. Nuggets mit ihrem Saft auf den Salat geben und mit den Orangenstücken und Pinienkernen bestreuen.

Putenstreifen mit Radieschen
56 g E, 26 g F, 7 g KH
Zubereitungszeit: 20 Minuten

> 1 großes Putenschnitzel (ca. 200 g)
> Salz, Pfeffer
> 1 rote Paprikaschote (ca. 200 g)
> ½ Bund Radieschen (ca. 75 g)
> 1 walnussgroßes Stück Ingwerwurzel
> 20 g gehobelte Mandeln
> 1 großer EL Rapsöl
> 1 EL Apfelessig

Das Putenschnitzel salzen, pfeffern und in 1 cm breite Streifen schneiden. Die Paprikaschote waschen, putzen und längs in Streifen schneiden. Die Radieschen waschen, putzen, halbieren und in dünne Spalten schneiden. Die Ingwerwurzel schälen.

Die Mandeln in einer beschichteten Pfanne ohne Fett unter Rühren goldgelb rösten. Herausnehmen und beiseitestellen.

Das Öl in die heiße Pfanne geben und die Puten- und Paprikastreifen unter Rühren 4 bis 5 Minuten braten, bis sie Farbe angenommen haben. Dann die Radieschenspalten dazugeben und rühren, bis sie glasig sind. Mit Apfelessig ablöschen und den Ingwer darüberreiben. Mit den gerösteten Mandelblättchen bestreut servieren.

Putenschnitzel mit Austernpilzen

58 g E, 27 g F, 6 g KH
Zubereitungszeit: 25 Minuten

> 1 großes Putenschnitzel (ca. 200 g)
> Salz, Pfeffer
> 1 mittelgroße Zucchini (ca. 200 g)
> 200 g Austernpilze
> 1 EL gehackte Walnüsse
> 2 EL Rapsöl
> gemahlener Koriander
> 1 EL Zitronensaft
> 1 EL Schnittlauch in Röllchen

Das Putenschnitzel flach drücken, salzen und pfeffern. Die Zucchini waschen, putzen, längs halbieren und in Scheiben schneiden. Die Austernpilze putzen und in Spalten schneiden.

Die Walnüsse in einer beschichteten Pfanne ohne Fett anrösten, herausnehmen und beiseitestellen. Die Hälfte des Öls in die heiße Pfanne geben und das Putenschnitzel von beiden Seiten goldgelb braten. Herausnehmen, in Alufolie wickeln und warm stellen.

Das restliche Öl in die Pfanne geben und die Zucchinischeiben unter Rühren etwa 5 Minuten bissfest garen. Die Pilze dazugeben und noch etwa 1 Minute mitbraten. Alles kräftig mit Koriander würzen, mit Zitronensaft ablöschen und mit Salz und Pfeffer abschmecken. Mit Schnittlauch bestreut servieren.

Putencurry mit Kürbis

58 g E, 22 g F, 17 g KH
Zubereitungszeit: 50 Minuten

> 1 Putenschnitzel (ca. 200 g)
> 1 kleine Zwiebel
> 1 kleine gelbe Paprikaschote
> 350 g Hokkaido-Kürbis
> 1 EL Rapsöl
> 1 EL Currypulver
> Salz, Pfeffer
> 2 EL ohne Fett geröstete Erdnüsse

Das Putenschnitzel in 1,5 cm große Würfel schneiden. Die Zwiebel schälen und fein würfeln. Die Paprikaschote waschen, putzen und in Rauten schneiden. Vom Kürbis den Stielansatz und die Kerne entfernen, schadhafte Stellen an der Schale abschneiden. Das Fruchtfleisch (mit Schale) würfeln.

Das Öl erhitzen und die Zwiebelwürfel darin glasig dünsten. Das Fleisch dazugeben und unter Rühren scharf anbraten. Mit Currypulver bestäuben und mit 250 ml Wasser aufgießen. Auf kleiner Flamme 30 Minuten köcheln lassen, dabei öfter umrühren und evtl. etwas Wasser nachgießen.

Paprika und Kürbis dazugeben und weitere 10 Minuten köcheln lassen. Mit Salz und Pfeffer abschmecken und mit den Erdnüssen bestreut servieren.

Tipp: Hokkaido-Kürbis gibt es auf dem Wochenmarkt auch in Vierteln oder Spalten zu kaufen. Da dieser Kürbis mit Schale verwendet wird, brauchen Sie für das Rezept etwa 350 g Rohware.

Das Gericht lässt sich gut aufwärmen oder einfrieren – kochen Sie einfach die doppelte oder dreifache Menge.

Kaninchen auf Fenchel

54 g E, 27 g F, 10 g KH
Zubereitungszeit: 35 Minuten

> 1 Kaninchenkeule oder ½ Kaninchenrücken (ca. 200 g)
> 2 kleine Fenchelknollen (ca. 300 g)
> Salz, Pfeffer
> 1 EL scharfer Senf
> 1 EL Rapsöl
> 200 ml Gemüsebrühe (Instant)
> 2 EL fettarme Frischkäsezubereitung mit Kräutern
> 1 EL gehackte Petersilie

Den Backofen auf 200 °C vorheizen. Die Fenchelknollen putzen, waschen, halbieren und in 1 cm breite Streifen schneiden. Das Fenchelgrün fein hacken.

Kaninchenkeule (bzw. -rücken) salzen, pfeffern und mit Senf bestreichen. Das Öl in einem kleinen ofenfesten Bräter erhitzen und das Kaninchenfleisch von beiden Seiten goldgelb anbraten. Herausnehmen und beiseitestellen. Die Fenchelstreifen im übrigen Öl unter Rühren anbraten, mit der Gemüsebrühe ablöschen und den Frischkäse einrühren.

Das Kaninchen auf den Fenchel legen und im vorgeheizten Backofen 20 Minuten braten. Mit Petersilie bestreut servieren.

Hinweis: Dieses Rezept kann auch mit einer Hähnchenkeule (ohne Haut) zubereitet werden statt mit Kaninchenfleisch.

Kaninchen in Estragon mit Möhren
46 g E, 29 g F, 13 g KH
Zubereitungszeit: 45 Minuten

> 200 g Kaninchen (Keule, Vorderläufe oder Rücken)
> Salz, Pfeffer
> 1 kleine Zwiebel
> 1 EL Rapsöl
> 150 ml Gemüsebrühe (Instant)
> 2 EL frische Estragonblätter (ersatzweise 2 TL getrockneter Estragon)
> 2 mittelgroße Möhren (ca. 200 g)
> 2 EL saure Sahne

Das Fleisch salzen und pfeffern. Die Zwiebel abziehen und fein würfeln. Das Öl in einem kleinen Bräter erhitzen und die Kaninchenteile von beiden Seiten goldgelb anbraten. Mit Gemüsebrühe ablöschen und den Estragon dazugeben. Bei mittlerer Hitze 30 Minuten zugedeckt schmoren lassen.

In der Zwischenzeit die Möhren putzen, waschen und in Scheiben schneiden. In einem Topf mit Dämpfeinsatz bissfest garen.

Das Fleisch aus dem Bräter nehmen, in Alufolie wickeln und warm stellen. Die Sauce sämig einkochen und die saure Sahne mit einem Schneebesen einrühren. Mit Salz und Pfeffer abschmecken. Die Sauce auf einem Teller verstreichen und Fleisch und Möhren darauf anrichten.

Hinweis: Dieses Rezept kann auch mit einer Hähnchenkeule (ohne Haut) zubereitet werden statt mit Kaninchenfleisch.

Schweinefilet mit Blattspinat und Pinienkernen

57 g E, 22 g F, 18 g KH
Zubereitungszeit: 20 Minuten

> 1 EL Korinthen
> 3 Scheiben Schweinefilet oder 3 Minutensteaks (ca. 200 g)
> Salz, Pfeffer
> 300 g frischer Blattspinat oder 150 g tiefgekühlter Blattspinat
> 1 kleine Zwiebel
> 1 Knoblauchzehe
> 1 EL Pinienkerne
> 1 EL Rapsöl

Die Korinthen in lauwarmem Wasser einweichen. Die Filetscheiben leicht flach drücken, salzen und pfeffern. Die Spinatblätter sorgfältig waschen, putzen und gut abtropfen lassen. Zwiebel und Knoblauchzehe abziehen und fein würfeln.

Die Pinienkerne in einer großen beschichteten Pfanne ohne Fett goldgelb rösten, herausnehmen und beiseitestellen.

Die heiße Pfanne mit etwas Öl bepinseln und die Filetscheiben von beiden Seiten kräftig anbraten. Herausnehmen, in Alufolie wickeln und warm stellen. Das restliche Öl in der Pfanne erhitzen und die Zwiebel- und Knoblauchwürfel darin andünsten. Den Spinat dazugeben und zusammenfallen lassen. Mit Salz und Pfeffer abschmecken. Die Rosinen ausdrücken und dazugeben. Den Spinat anrichten, die Schweinefilets darauflegen und mit Pinienkernen bestreut servieren.

Hinweis: Schweinefilet hat nicht mehr Kalorien als etwa Putenbrust oder Hähnchenschnitzel. Vorsicht ist aber bei allen anderen Teilen vom Schwein geboten. Entscheiden Sie sich am besten für Biofleisch, denn die artgerecht gehaltenen Tiere entwickeln in ihren Muskeln verstärkt mehrfach ungesättigte Omega-3-Fettsäuren.

Schweinegeschnetzeltes mit Oliven

51 g E, 28 g F, 10 g KH
Zubereitungszeit: 25 Minuten

> 200 g Schweinefilet
> 1 Bund Frühlingszwiebeln
> 2–3 Stangen Staudensellerie (etwa 250 g)
> 10 entsteinte schwarze Oliven
> 1 EL Olivenöl
> 100 ml Gemüsebrühe (Instant)
> Salz, Pfeffer

Das Fleisch in feine Streifen schneiden. Die Frühlingszwiebeln putzen und in Ringe schneiden. Den Staudensellerie in feine Ringe schneiden, evtl. zuvor dünn schälen. Die Oliven vierteln.

Das Öl in einer beschichteten Pfanne erhitzen und das Fleisch bei starker Hitze unter Rühren scharf anbraten. Herausnehmen und warm stellen.

Das Gemüse in die Pfanne geben und 3 Minuten dünsten. Fleisch dazugeben und die Brühe angießen. Alles 10 Minuten köcheln lassen, bis die Selleriestücke gar sind. Wenn nötig, noch etwas Brühe nachgießen. Mit Salz und Pfeffer abschmecken und die Oliven kurz in der Sauce erwärmen.

Eintopf mit Pilzen und Kassler

43 g E, 34 g F, 6 g KH
Zubereitungszeit: 35 Minuten

> 250 ml Gemüsebrühe (Instant)
> 10 g getrocknete Steinpilze
> 150 g braune Champignons
> 1 kleine Zwiebel
> 1 Knoblauchzehe
> 2 EL Rapsöl
> 150 g ausgelöstes Kassler oder Kassler-Lachsbraten
> 2 EL Schmand oder Crème légère
> 1 EL gehackte Petersilie

Die Gemüsebrühe erhitzen, 100 ml davon abnehmen und die Steinpilze darin einweichen. Die Champignons putzen und in Spalten schneiden. Zwiebel und Knoblauchzehe abziehen und fein würfeln.

1 EL Rapsöl in einem Topf erhitzen. Zwiebel- und Knoblauchwürfel darin glasig dünsten. Steinpilze abtropfen lassen, dabei die Pilzbrühe auffangen. Steinpilze und Champignons zu den Zwiebeln geben und unter Rühren anbraten. Mit der Pilz- und Gemüsebrühe ablöschen, salzen und pfeffern und etwa 15 Minuten sanft köcheln lassen.

Das Kassler in kleine Würfel schneiden. Restliches Öl in einer beschichteten Pfanne erhitzen und das Fleisch rundherum braten und kräftig pfeffern. Das Fleisch zu den Pilzen geben, den Schmand einrühren und mit Petersilie bestreut servieren.

Tipp: Dieses Gericht schmeckt auch mit magerem gekochten Schinken. Wenn Sie einen Pürierstab haben, können Sie die Suppe – bevor Fleisch und Schmand dazukommen – pürieren.

Lammfilet mit Mangold
51 g E, 30 g F, 6 g KH
Zubereitungszeit: 25 Minuten
Marinierzeit: 2 Stunden

> 1 EL Zitronensaft
> 2 EL Olivenöl
> Salz, Pfeffer
> 200 g Lammfilet
> 1 Zweig frischer Rosmarin (ersatzweise 1 TL getrockneter Rosmarin)
> 1 kleine Staude Mangold (ca. 250 g)
> 1 kleine Zwiebel
> 1 Knoblauchzehe
> 20 g Gorgonzola

Aus Zitronensaft, 1 EL Öl, Salz und Pfeffer in einer flachen Schüssel eine Marinade rühren. Die Lammfilets darin wenden, den Rosmarinzweig darauflegen (oder den getrockneten Rosmarin daraufstreuen) und zugedeckt mindestens 2 Stunden ziehen lassen.

Den Mangold in einzelne Blätter teilen, putzen, waschen und abtropfen lassen. Die harten Stiele in feine Streifen schneiden, die Blätter grob hacken. Zwiebel und Knoblauchzehe abziehen und fein hacken. Knapp 1 EL Olivenöl in einem Topf erhitzen. Zwiebel und Knoblauch darin glasig dünsten. Die Mangoldstiele dazugeben und etwa 3 Minuten unter Rühren anbraten. Die noch nassen Blätter in den Topf geben und rühren, bis sie zusammengefallen sind. Gorgonzola in kleine Würfel schneiden und unter das Gemüse rühren. Warm stellen.

Die Lammfilets aus der Marinade nehmen und mit Küchenkrepp trocken tupfen. Eine beschichtete Pfanne dünn mit dem restlichen Olivenöl auspinseln und die Filets von beiden Seiten je 2 Minuten scharf braten. Auf dem Mangoldgemüse anrichten.

Lauwarmes Lammfilet mit Bohnen

48 g E, 27 g F, 17 g KH
Zubereitungszeit: 25 Minuten

> 200 g grüne Bohnen (Stangen- oder Prinzessbohnen)
> 200 g Lammlachse
> Salz, Pfeffer
> 1 kleiner EL Pinienkerne
> 2 EL Olivenöl
> 1 Fleischtomate
> 1 Knoblauchzehe
> 1 EL Tomatenmark
> 1 EL Aceto Balsamico
> Nach Belieben: einige Blättchen Basilikum

Die Bohnen putzen, grob zerkleinern und, je nach Sorte, im Dämpfeinsatz 15 bis 20 Minuten bissfest garen.

Die Lammlachse salzen und pfeffern. Pinienkerne in einer beschichteten Pfanne ohne Fett goldgelb rösten, herausnehmen und beiseitestellen. 1 EL Olivenöl in die heiße Pfanne geben und das Fleisch von allen Seiten kräftig anbraten. Vom Herd nehmen und ruhen lassen, damit die Lammlachse innen schön rosa bleiben.

Die Tomate kurz in kochendes Wasser legen, kalt abschrecken und die Haut abziehen. Die Tomate halbieren, die Kerne entfernen und das Fruchtfleisch klein würfeln.

Die Knoblauchzehe abziehen, zerdrücken und zusammen mit dem Tomatenmark, Salz, Pfeffer, Essig und dem restlichen Olivenöl eine Marinade rühren. Bohnen und Tomatenwürfel mit der Marinade vermischen.

Die Lammlachse aus der Pfanne nehmen, schräg in Streifen schneiden und auf dem Salat anrichten. Mit Pinienkernen und nach Belieben mit Basilikumstreifen bestreut servieren.

Hüftsteak mit gefüllten Tomaten
53 g E, 28 g F, 10 g KH
Zubereitungszeit: 25 Min.

> 1 EL Rapsöl
> 1 Hüftsteak (ca. 200 g)
> 1 EL Butter
> 1 EL gehackte Kräuter nach Belieben
> 1 große Fleischtomate (etwa 250 g)
> 3 Frühlingszwiebeln
> 50 g Magerquark
> ½ TL Paprikapulver
> Salz, Pfeffer

Den Backofen auf 150 °C vorheizen. Das Öl in einer kleinen beschichteten Pfanne erhitzen und das Steak von beiden Seiten scharf anbraten. In Alufolie wickeln und im vorgeheizten Backofen 15 Min. ziehen lassen.

In der Zwischenzeit die Butter mit den Kräutern verkneten und kalt stellen.

Von der Fleischtomate den Deckel abschneiden und das Fruchtfleisch mit einem Teelöffel herauskratzen. Fruchtfleisch und Deckel klein würfeln. (Kerne und Saft wegwerfen.)

Die Frühlingszwiebeln putzen, abziehen, längs halbieren und in feine Ringe schneiden.

Tomatenwürfel und Frühlingszwiebel mit dem Quark verrühren und kräftig mit Paprikapulver, Salz und Pfeffer abschmecken. In die ausgehöhlte Tomate füllen.

Das Steak aus der Alufolie nehmen, die Kräuterbutter daraufgeben und die gefüllte Tomate daneben anrichten.

Gebratenes Beef-Tatar auf Sprossenmix

50 g E, 24 g F, 14 g KH
Zubereitungszeit: 20 Minuten

> 200 g Beefsteak-Tatar
> Salz, Pfeffer
> ½ TL Paprikapulver
> 1 EL Olivenöl
> 2 Scheiben Schmelzkäse (z. B. Gouda, 45 % Fett. i. Tr.)
> ½ Bund Radieschen (ca. 100 g)
> ½ kleine rote Zwiebel
> 5 entsteinte grüne Oliven
> 75 g Sprossenmix
> 2 EL Apfelessig

Den Backofen auf 200 °C vorheizen. Das Tatar kräftig salzen, pfeffern, mit Paprikapulver würzen und zu zwei lockeren, flachen Frikadellen formen. Das Öl in einer beschichteten ofenfesten Pfanne erhitzen und das Fleisch von jeder Seite 1 bis 5 Minuten braten (siehe Tipp unten). Mit den Käsescheiben belegen, wieder in den Ofen schieben und den Käse 10 Minuten schmelzen lassen.

In der Zwischenzeit die Radieschen waschen, putzen, in dünne Spalten schneiden und in eine Schüssel geben. Die Zwiebel abziehen, in dünne Ringe schneiden und zufügen. Die Oliven vierteln und zusammen mit den Sprossen untermischen. Den Salat mit Salz und Pfeffer abschmecken und mit Apfelessig beträufeln. Die Frikadellen auf dem Sprossensalat servieren.

Tipp: Am besten kaufen Sie frisch durchgedrehtes Tatar beim Metzger. Je nach Vorliebe die Frikadellen von jeder Seite 1 Minute (rare), 2 bis 3 Minuten (medium) oder 4 bis 5 Minuten (well done) anbraten.

Rumpsteak mit Radicchio

52 g EW, 28 g F, 9 g KH
Marinier- und Zubereitungszeit: 45 Minuten

> 1 EL Aceto Balsamico
> Salz, Pfeffer
> 1 EL Kürbiskernöl
> 1 Rumpsteak (ca. 200 g)
> 1 kleiner Kopf Radicchio (ca. 200 g)
> 1 Fleischtomate
> 1 TL Rapsöl
> 2 EL saure Sahne
> 1 EL Schnittlauch in Röllchen

Aus Essig, Salz, Pfeffer und Kürbiskernöl eine Marinade rühren. Das Steak damit begießen und 30 Minuten zugedeckt ziehen lassen. Ab und zu wenden.

In der Zwischenzeit den Radicchio vierteln, den Strunk keilförmig herausschneiden und die Blätter grob hacken. Die Tomate kurz in kochendes Wasser legen, kalt abschrecken und die Haut abziehen. Tomate vierteln, die Stielansätze und Kerne entfernen und das Fruchtfleisch würfeln.

Das Rapsöl in einer beschichteten Pfanne stark erhitzen. Das Fleisch abtropfen lassen und von beiden Seiten kräftig anbraten. Die Hitze herunterschalten und das Steak von jeder Seite noch etwa 3 bis 6 Minuten weiterbraten. Bei 6 Minuten pro Seite ist es zum Schluss durchgebraten. Das Steak in Alufolie wickeln und warm stellen.

Radicchio und Tomatenwürfel in das Bratfett geben und 2 Minuten unter Rühren dünsten. Vom Herd nehmen und die saure Sahne einrühren. Mit Salz und Pfeffer abschmecken. Mit Schnittlauchröllchen bestreut servieren.

Fisch

Lachs auf Garnelenschaum

58 g E, 26 g F, 9 g KH
Zubereitungszeit: 30 Minuten

> 150 g grüne Bohnen
> 1 Lachssteak ohne Haut (ca. 150 g)
> Salz, Pfeffer
> 1 EL Olivenöl
> 125 g gekochte und geschälte Garnelen
> 30 ml Kaffeesahne (10 % Fett) oder Kondensmilch
> 1 EL Zitronensaft

Die Bohnen waschen, putzen und im Dämpfeinsatz in etwa 20 Minuten bissfest garen. Das Lachssteak salzen und pfeffern. Olivenöl in einer beschichteten Pfanne erhitzen und den Fisch von beiden Seiten bei milder Hitze goldgelb anbraten. Herausnehmen, in Alufolie wickeln und warm stellen.

Die Garnelen im Bratöl schwenken, Kaffeesahne dazugießen und erwärmen. Im Mixer zu einer Sauce pürieren. Mit Salz, Pfeffer und Zitronensaft abschmecken. Die Sauce auf einen Teller geben, den Fisch und die Bohnen darauf anrichten.

Lachssteak mit Dillsenf

40 g E, 34 g F, 12 g KH
Zubereitungszeit: 20 Minuten

> 1 EL körniger Senf
> 1 EL fein gehackter Dill (frisch oder tiefgekühlt)
> 1 TL Zitronensaft
> Salz, Pfeffer
> 1 Lachssteak ohne Haut (ca. 170 g)
> 2–3 Stangen Staudensellerie (ca. 250 g)
> 4 getrocknete Tomaten (ca. 20 g)
> 1 EL Olivenöl

Den Backofen auf 200 °C vorheizen. Aus Senf, Dill, Zitronensaft, Salz und Pfeffer eine Paste rühren. Das Lachssteak auf ein Stück Alufolie legen und die Folie rundherum zu einem Schiffchen formen. Den Fisch mit der Paste bestreichen und im vorgeheizten Backofen auf der mittleren Schiene 15 Minuten braten.

In der Zwischenzeit die Selleriestangen waschen, putzen und in schmale Streifen schneiden. Die getrockneten Tomaten klein schneiden. Olivenöl in einer großen beschichteten Pfanne erhitzen und die Selleriestreifen unter Rühren bissfest garen. Kurz vor Ende der Garzeit die getrockneten Tomaten unterrühren.

Lachswürfel mit Paprika und Zuckererbsen

40 g E, 31 g F, 16 g KH
Zubereitungszeit: 25 Minuten

> 100 g Zuckerschoten
> Salz
> 1 kleine gelbe Paprikaschote (ca. 150 g)
> 150 g Lachsfilet ohne Haut
> Pfeffer
> 1 EL Olivenöl
> 1 TL Zitronensaft
> 2 EL Frischkäse (20 % Fett i. Tr.)
> 1 EL Schnittlauch in Röllchen

Die Zuckerschoten in reichlich kochendem Salzwasser 2 bis 3 Minuten blanchieren. Durch ein Sieb abgießen und sofort kalt abschrecken, damit sie schön grün bleiben. Die Paprikaschote waschen, putzen und würfeln.

Das Lachsfilet salzen, pfeffern und in etwa 2 cm große Würfel schneiden.

Olivenöl in einer beschichteten Pfanne erhitzen und die Paprikawürfel unter Rühren leicht anbraten. Die Lachswürfel dazugeben. Öfter vorsichtig umrühren, bis auch der Fisch von allen Seiten Farbe angenommen hat. Mit Zitronensaft beträufeln und die Zuckerschoten dazugeben. Den Frischkäse unterheben und bei ausgeschalteter Herdplatte noch etwas durchziehen lassen. Mit Schnittlauch bestreut servieren.

Lachs in Tomaten-Kokos-Sauce

36 g E, 31 g F, 18 g KH
Zubereitungszeit: 25 Minuten

> 150 g Lachsfilet ohne Haut
> Salz, Pfeffer
> 1 kleine Zwiebel
> 1 Knoblauchzehe
> ½ Peperoni
> 1 rote Paprikaschote (ca. 250 g)
> 1 Fleischtomate (ca. 200 g)
> 1 EL Olivenöl
> 1 TL gemahlener Koriander
> ½ kleine Dose Kokosmilch (75 ml)
> 1 EL gehackte Petersilie

Das Lachsfilet salzen und pfeffern. Zwiebel und Knoblauchzehe abziehen und fein würfeln. Peperoni und Paprikaschote waschen und putzen. Peperoni in kleine, Paprika in größere Würfel schneiden. Die Tomate mit kochendem Wasser überbrühen, kalt abschrecken und die Haut abziehen. Die Stielansätze und Kerne entfernen und das Fruchtfleisch würfeln.

Olivenöl in einer beschichteten Pfanne erhitzen und das Lachsfilet darin von beiden Seiten bei milder Hitze jeweils 3 Minuten braten. Herausnehmen, in Alufolie wickeln und warm halten.

Paprika- und Peperoniwürfel ins Bratfett geben und unter Rühren leicht anbraten. Tomatenwürfel und Koriander dazugeben und alles einkochen lassen, bis das Gemüse eine sämige Konsistenz hat. Kokosmilch dazugießen und den Lachs in die Gemüsesauce legen. Noch 3 bis 4 Minuten bei schwacher Hitze durchziehen lassen und mit Petersilie bestreut servieren.

Tipp: Die übrige Kokosmilch können Sie für die Pilzpfanne auf Seite 142 verwenden. Umgefüllt in ein gut verschließbares Schraubglas, hält sie sich im Kühlschrank drei bis vier Tage.

Seelachs mit Lauch

42 g E, 35 g F, 7 g KH
Zubereitungszeit: 25 Minuten

> 1 Seelachsfilet (ca. 200 g)
> 1 TL Zitronensaft
> Salz, Pfeffer
> 1 dicke Stange Lauch (geputzt ca. 200 g)
> 2 EL Olivenöl
> 1 EL körniger Senf
> 1 EL Schnittlauch in Röllchen

Den Seelachs quer in 2 cm breite Streifen schneiden, mit Zitronensaft beträufeln, salzen und pfeffern. Die grobblättrigen Enden vom Lauch abschneiden, dabei aber noch so viel Dunkelgrünes wie möglich übrig lassen. Die Stange längs aufschlitzen, gründlich waschen und in 2 cm breite Ringe schneiden.

1 EL Olivenöl in einer beschichteten Pfanne erhitzen und die Fischstreifen darin von allen Seiten goldgelb anbraten. Herausnehmen und in Alufolie warm stellen.

Das restliche Olivenöl in die Pfanne geben, erhitzen und die Lauchringe darin unter ständigem Rühren etwa 5 Minuten braten, bis sie Farbe angenommen haben. Senf mit etwas Wasser glatt rühren und unter den Lauch rühren. Die Fischstreifen unterheben und mit Schnittlauch bestreut servieren.

Hinweis: Seelachs hat nichts zu tun mit Zucht- oder Wildlachs. Sein eigentlicher Name ist Köhler. Er gehört zur Familie der Dorsche und stammt aus dem Nordatlantik oder der Nordsee. Sein Fleisch ist fettarm und eiweißreich.

Thunfisch mit Staudensellerie

39 g E, 37 g F, 6 g KH
Zubereitungszeit: 30 Minuten

> 150 g frischer Thunfisch
> 1 TL Zitronensaft
> 2–3 Stangen Staudensellerie (ca. 200 g)
> 3 Frühlingszwiebeln
> 1 EL Olivenöl
> 75 ml Gemüsebrühe (Instant)
> 5 entsteinte schwarze Oliven
> 2 EL Frischkäse (20 % Fett i. Tr.)
> Salz, Pfeffer

Den Backofen auf 200 °C vorheizen. Den Thunfisch mit Zitronensaft beträufeln und zugedeckt ziehen lassen.

Staudensellerie putzen, waschen und in Streifen schneiden. Die Frühlingszwiebeln abziehen und in Röllchen schneiden.

Das Öl in einer ofenfesten Pfanne erhitzen. Sellerie und Frühlingszwiebel unter Rühren etwa 5 Minuten braten. Mit Gemüsebrühe ablöschen, vom Herd nehmen. Die Oliven klein schneiden und zusammen mit dem Frischkäse einrühren.

Den Thunfisch trocken tupfen, mit Salz und Pfeffer würzen, auf das Gemüse legen und im vorgeheizten Backofen 15 Minuten garen.

Kabeljau im Chinakohl mit Garnelen

66 g E, 25 g F, 6 g KH
Zubereitungszeit: 30 Minuten

> 200 g Kabeljaufilet
> 1 TL Zitronensaft
> 100 g braune Champignons
> 300 g Chinakohl (geputzt)
> 1 walnussgroßes Stück Ingwerwurzel
> 2 EL Rapsöl
> 2 EL helle Sojasauce
> 125 g gekochte und geschälte Garnelen
> Salz, Pfeffer
> 1 EL gehackte Petersilie

Den Backofen auf 200 °C vorheizen. Das Kabeljaufilet mit Zitronensaft beträufeln und ziehen lassen.

Die Champignons putzen und feinblättrig schneiden. Vom Chinakohl die äußeren Blätter und den harten Strunk entfernen. Den Kohl grob hacken. Die Ingwerwurzel schälen und in kleine Würfelchen schneiden. Das Öl in einer ofenfesten Kasserolle erhitzen und die Ingwerwürfel darin kurz anbraten. Champignons und Chinakohl dazugeben und rühren, bis der Kohl zusammengefallen ist. Mit Sojasauce ablöschen und die Garnelen unterheben.

Das Kabeljaufilet trocken tupfen, salzen, pfeffern und auf das Gemüse legen. Im vorgeheizten Backofen auf der mittleren Schiene etwa 10 Minuten garen. Mit Petersilie bestreut servieren.

Tipp: Fisch ist gar, wenn er sich mit einer Gabel leicht zerpflücken lässt. Einfach vorsichtig in der Mitte zwischen zwei Lamellen hineinstechen und die Gabel leicht drehen. Lösen sich die Lamellen, ist der Fisch fertig.

Hinweis: 1 kleiner Chinakohl wiegt etwa 800 Gramm. Ihr Gemüsehändler wird Ihnen aber sicher auch einen halben Chinakohl verkaufen. Sie können aber auch im Rezept »Rotbarsch vom Blech mit Brokkoli« (Seite 138) statt Brokkoli den übrigen Chinakohl verwenden.

Kabeljau mit Ofengemüse

55 g E, 19 g F, 24 g KH
Zubereitungszeit: 35 Minuten

> 200 g Kabeljaufilet
> 1 TL Zitronensaft
> 1 kleine rote Zwiebel
> 1 Knoblauchzehe
> 1 Zucchini (ca. 200 g)
> 1 Fenchelknolle (ca. 200 g)
> 1 rote Paprikaschote (ca. 150 g)
> 1 Fleischtomate
> 1 EL Olivenöl
> 75 ml Gemüsebrühe (Instant)
> Salz, Pfeffer
> 20 g fein geraspelter Parmesan oder Grana Padano

Den Backofen auf 200 °C vorheizen. Das Kabeljaufilet mit Zitronensaft beträufeln und ziehen lassen.

Zwiebel und Knoblauchzehe abziehen und fein hacken. Zucchini, Fenchelknolle und Paprikaschote waschen, putzen und klein schneiden. Die Tomate mit kochendem Wasser überbrühen, kalt abschrecken und die Haut abziehen. Die Stielansätze und Kerne entfernen und das Fruchtfleisch würfeln.

Das Öl in einer großen beschichteten Pfanne erhitzen, Zwiebel und Knoblauch darin goldgelb anbraten. Zucchini, Fenchel und Paprika dazugeben und unter Rühren etwa 5 Minuten anbraten. Mit Brühe ablöschen und mit Salz und Pfeffer würzen. Die Flüssigkeit einkochen lassen.

Die Hälfte des Gemüses in eine ofenfeste Form füllen. Den Kabeljau trocken tupfen, salzen, pfeffern und darauflegen. Mit dem restlichen Gemüse bedecken, Tomatenwürfel und Käse darauf verteilen und im vorgeheizten Backofen 20 Minuten garen, bis der Käse Farbe angenommen hat.

Asia-Eintopf mit Garnelen
50 g E, 25 g F, 15 g KH
Zubereitungszeit: 30 Minuten

> 1 walnussgroßes Stück Ingwerwurzel
> 1 Möhre (ca. 100 g)
> 1 kleine rote Paprikaschote
> 4 Frühlingszwiebeln
> 50 g Shiitakepilze (ersatzweise braune Champignons)
> 1 EL Rapsöl
> 300 ml Gemüsebrühe (Instant)
> 100 g Lachsfilet
> 125 g gekochte und geschälte Garnelen
> 50 g Mungobohnensprossen (oder auch andere Sprossen)
> 2 EL Sojasauce
> Salz, Pfeffer
> Sambal Oelek nach Belieben

Die Ingwerwurzel schälen und in Würfelchen schneiden. Möhre, Paprikaschote und Frühlingszwiebeln putzen, waschen und in Stifte schneiden.

Die Pilze mit einer weichen Bürste putzen, die Stiele herausknipsen und die Köpfchen in Stücke brechen (Champignons in Scheiben schneiden).

Das Öl in einem kleinen beschichteten Topf erhitzen. Ingwer, Frühlingszwiebeln und Pilze darin anbraten. Möhre und Paprika dazugeben und mit Gemüsebrühe auffüllen. Zugedeckt auf kleiner Flamme 10 Minuten ziehen lassen, bis das Gemüse weich ist.

Den Lachs in Streifen schneiden und zusammen mit den Garnelen und den Mungobohnensprossen in die Suppe geben. Weitere 5 Minuten ziehen lassen.

Mit Sojasauce, Salz und Pfeffer abschmecken. Je nach Geschmack mit Sambal Oelek Schärfe hinzufügen.

Hinweis: Beliebte und gut erhältliche Sprossen sind Alfalfa, Bockshornklee, Mungobohnen, Rettich, Senf, Kichererbsen oder Radieschen. Man kann die Samen auch selbst auf der Fensterbank keimen lassen. Anleitungen dazu gibt es im Internet.

Zanderfilet mit Kräuterkruste und Schalotten
45 g E, 27 g F, 19 g KH
Zubereitungszeit: 25 Minuten

> 200 g Zanderfilet
> 1 TL Zitronensaft
> 1 Knoblauchzehe
> 2 EL fein gehackte Petersilie
> 1 EL Sesamsaat
> 10 g weiche Butter
> Salz, Pfeffer
> 200 g Schalotten
> 1 EL Rapsöl
> 2 EL Apfelessig

Den Backofen auf 200 °C vorheizen. Das Zanderfilet mit Zitronensaft beträufeln und ziehen lassen. Knoblauchzehe abziehen und pressen. Aus Knoblauch, 1 EL gehackter Petersilie, Sesamsaat und Butter eine Paste mischen.

Den Fisch trocken tupfen, salzen und pfeffern und mit der Paste bestreichen. In eine feuerfeste Form legen und im vorgeheizten Backofen auf der mittleren Schiene etwa 10 Minuten braten, bis die Kruste knusprig ist.

In der Zwischenzeit die Schalotten abziehen und vierteln. Rapsöl in einer beschichteten Pfanne erhitzen und die Schalotten darin goldgelb anbraten. Mit Essig ablöschen und mit Salz und Pfeffer abschmecken. Mit der restlichen Petersilie bestreut servieren.

Rotbarsch vom Blech mit Brokkoli
49 g E, 26 g F, 13 g KH
Zubereitungszeit: 35 Minuten

- 200 g Rotbarschfilet
- 1 TL Zitronensaft
- ½ unbehandelte Zitrone
- 1 Brokkoli (ca. 250 g)
- 1 Möhre (ca. 100 g)
- Salz, Pfeffer
- 2 EL Olivenöl
- 1 EL gehackte Petersilie

Den Backofen auf 200 °C vorheizen. Den Rotbarsch mit Zitronensaft beträufeln und ziehen lassen. Die Zitrone waschen, noch einmal längs halbieren und in hauchdünne Scheiben schneiden.

Vom Brokkoli die Röschen abschneiden und in mundgerechte Stücke teilen. Die Stiele in Streifen schneiden. Die Möhre putzen und ebenfalls in Streifen schneiden.

Reichlich Salzwasser zum Kochen bringen und die Möhren- und Brokkolistreifen etwa 4 Minuten blanchieren. Dann die Röschen für 1 Minute dazugeben. Das Gemüse in einem Sieb abgießen und mit kaltem Wasser abschrecken.

Das Fischfilet trocken tupfen, salzen und pfeffern. Ein Backblech dünn mit der Hälfte des Öls bepinseln, Fischfilet, Gemüse und Zitronenscheiben darauf verteilen. Mit dem restlichen Olivenöl beträufeln und mit Pfeffer übermahlen. Im vorgeheizten Backofen 20 Minuten braten und mit Petersilie bestreut servieren.

Tipp: Brokkoli im Supermarkt ist in der Regel zu Einheiten von 500 Gramm abgepackt. Den restlichen Brokkoli können Sie zum Beispiel im Rezept mit Kürbis (Seite 117) verwenden. Tauschen Sie einfach Kürbis gegen Brokkoli, den Sie allerdings vorher blanchieren sollten.

Rotbarsch mit Zitronenzucchini
54 g E, 28 g F, 8 g KH
Zubereitungszeit: 20 Minuten

- ½ unbehandelte Zitrone
- grobes Meersalz
- 200 g Rotbarschfilet
- 1 TL Zitronensaft
- 300 g Zucchini
- 50 g Feta-Käse
- Salz, Pfeffer
- 1 EL Olivenöl

Die Zitrone heiß waschen, in hauchdünne Scheiben schneiden und in eine kleine Schüssel geben. Mit reichlich Meersalz bestreuen und ziehen lassen. Das Fischfilet mit Zitronensaft beträufeln und ebenfalls ziehen lassen.

Die Zucchini waschen, putzen, längs halbieren und in dünne Scheiben schneiden. Den Feta mit einer Gabel grob zerdrücken.

Den Rotbarsch trocken tupfen, salzen und pfeffern. Das Öl in einer beschichteten Pfanne mild erhitzen und den Fisch von beiden Seiten goldgelb braten. Herausnehmen, in Alufolie wickeln und warm stellen.

Die Hitze erhöhen und die Zucchinischeiben im übrigen Öl unter ständigem Rühren 2 bis 3 Minuten bissfest braten. Die Zitronenscheiben trocken tupfen und zusammen mit dem Feta unter das Gemüse heben. Fisch und Gemüse auf einem Teller anrichten und vor dem Servieren mit Pfeffer übermahlen.

Vegetarisch

Zucchini mit Käsekruste und Tomaten
18 g E, 50 g F, 17 g KH
Zubereitungszeit: 30 Minuten

> 400 g Zucchini
> 20 g gehackte Mandeln
> 20 g geraspelter Gouda (40 % Fett i. Tr.)
> Salz, Pfeffer
> 2 EL Olivenöl
> 1 Fleischtomate
> 1 Knoblauchzehe
> 1 Schalotte
> 6 entsteinte schwarze Oliven
> 1 EL frisch gehackte Kräuter (z. B. Basilikum oder Thymian)

Den Backofen auf 200 °C vorheizen. Die Zucchini waschen, putzen und in Scheiben schneiden.

Ein Backblech mit Backpapier belegen und die Zucchinischeiben darauflegen. Gehackte Mandeln und geraspelten Käse mit Salz und Pfeffer vermischen und auf die Zucchinischeiben geben. Mit 1 EL Olivenöl beträufeln und im vorgeheizten Backofen auf der mittleren Schiene 20 Minuten backen, bis die Kruste goldgelb ist.

In der Zwischenzeit die Tomate waschen, halbieren und die Stielansätze entfernen. Das Fruchtfleisch in kleine Würfel schneiden. Knoblauchzehe und Schalotte abziehen und fein hacken. Die Oliven klein würfeln. Alles mit dem restlichen Olivenöl vermischen und mit Salz und Pfeffer abschmecken. Mit Kräutern bestreuen und getrennt zu den Zucchini servieren.

Lauch in Käsesauce
28 g E, 38 g F, 12 g KH
Zubereitungszeit: 20 Minuten

> 2 Stangen Lauch (geputzt ca. 300 g)
> 1 EL Rapsöl
> 50 g Feta-Käse
> 40 g Gorgonzola
> 50 ml Kaffeesahne (10 % Fett) oder Kondensmilch
> Muskatnuss
> Salz, Pfeffer
> 3 Blätter Basilikum

Den Lauch putzen, längs aufschlitzen, gründlich waschen und in Ringe schneiden. Das Öl in einer großen beschichteten Pfanne erhitzen und den Lauch unter Rühren goldgelb braten. Mit etwas Wasser ablöschen.

Feta und Gorgonzola zusammen mit der Sahne in den Lauch rühren. Bei kleiner Hitze 5 Minuten ziehen lassen. Mit Muskatnuss, Salz und Pfeffer abschmecken und mit Basilikumstreifen bestreut servieren.

Überbackener Fenchel

25 g E, 35 g F, 20 g KH
Zubereitungszeit: 45 Minuten

> 3 Fenchelknollen (ca. 400 g)
> ½ unbehandelte Zitrone
> Salz
> 1 kleine Zwiebel
> 1 Knoblauchzehe
> 1 EL gehackte Petersilie
> 25 g geriebener Parmesan
> 20 g gemahlene Mandeln
> 2 EL Olivenöl
> Pfeffer
> 1 Fleischtomate

Den Backofen auf 200 °C vorheizen. Die Fenchelknollen putzen und waschen. Das Fenchelgrün abschneiden und zur Seite legen. Die Knollen längs halbieren. Die Zitrone in Scheiben schneiden. Salzwasser mit den Zitronenscheiben zum Kochen bringen, den Fenchel zufügen und etwa 10 Minuten blanchieren. Herausnehmen und gut abtropfen lassen.

In der Zwischenzeit Zwiebel und Knoblauchzehe abziehen und zusammen mit dem Fenchelgrün fein hacken. Mit Petersilie, Parmesan, gemahlenen Mandeln und Olivenöl vermischen. Salzen und pfeffern.

Die Tomate waschen, den Stielansatz entfernen und würfeln. In eine feuerfeste Form geben und den Fenchel mit der Schnittfläche nach unten darauflegen. Mit der Kräuter-Parmesan-Mischung bestreichen. Im vorgeheizten Backofen backen, bis die Kruste knusprig ist.

Gebratener Spargel mit Rührei
27 g E, 35 g F, 20 g KH
Zubereitungszeit: 25 Minuten

> 500 g grüner Spargel
> 1 kleine rote Zwiebel
> 1 Knoblauchzehe
> ½ rote Chilischote nach Belieben
> 2 Frühlingszwiebeln
> 15 g Cashewkerne
> 2 EL Olivenöl
> Salz, Pfeffer
> 2 Eier (Gewichtsklasse M)
> etwas Mineralwasser

Den Spargel im unteren Drittel dünn schälen. Die Stangen schräg in etwa 5 cm lange Stücke schneiden. Zwiebel und Knoblauchzehe abziehen und in feine Scheiben schneiden. Die Chilischote putzen und in sehr feine Ringe schneiden.

Frühlingszwiebeln abziehen, putzen und in Ringe schneiden. Die Cashewkerne grob hacken.

Öl in einer großen beschichteten Pfanne erhitzen und die Spargelstücke unter gelegentlichem Rühren 8 bis 10 Minuten braten. Sie sollen noch bissfest sein. Zwiebel, Knoblauch und Chili dazugeben und weitere 2 Minuten braten. Mit Salz und Pfeffer abschmecken und auf einen vorgewärmten Teller geben.

Das Ei mit etwas Mineralwasser, Salz und Pfeffer verquirlen und in der heißen Pfanne stocken lassen. Auf dem Spargel anrichten und mit Frühlingszwiebeln und Cashewkernen bestreut servieren.

Pilzpfanne mit Zucchini

30 g E, 32 g F, 20 g KH
Zubereitungszeit: 20 Minuten

> 1 kleine Zwiebel
> 1 Knoblauchzehe
> 500 g gemischte Pilze (z. B. Butterpilze, Champignons und Steinpilze)
> 1 Zucchini (ca. 200 g)
> 2 EL Rapsöl
> 75 ml Kokosmilch (evtl. übrig vom Lachs in Tomaten-Kokos-Sauce)
> 50 ml Kaffeesahne (10 % Fett) oder Kondensmilch
> Salz, Pfeffer
> 20 g gehackte Walnüsse

Zwiebel und Knoblauchzehe abziehen und fein würfeln. Die Pilze mit einer weichen Bürste putzen und grob würfeln. Zucchini waschen, putzen, längs vierteln und in Stücke schneiden.

Das Öl in einer großen beschichteten Pfanne erhitzen. Zwiebel, Knoblauch und Zucchinistücke hineingeben und goldgelb braten. Die Pilze dazugeben und unter Rühren braten, bis sie beginnen, Wasser zu ziehen. Kokosmilch und Sahne dazugießen und 3 Minuten ziehen lassen. Mit Salz und Pfeffer abschmecken. In einem tiefen Teller anrichten und mit Walnüssen bestreut servieren.

Tipp: Wenn Sie keine frischen Pilze bekommen (oder die Pilze saisonbedingt zu teuer sind), können Sie zum Teil auch getrocknete Pilze verwenden. Das Umrechnungsverhältnis getrocknete zu frischen Pilzen ist etwa 1 : 10. Wenn Sie also zum Beispiel 250 Gramm Champignons nehmen, brauchen Sie 25 Gramm getrocknete Pilze. Diese sollten Sie mindestens 2 Stunden in lauwarmem Wasser einweichen.

Schafskäse überbacken

30 g E, 32 g F, 13 g KH
Zubereitungszeit: 30 Minuten

> 1 große Tomate (Roma- oder Rispentomate)
> 1 kleine rote Zwiebel
> 1 Stange Staudensellerie (ca. 100 g)
> 3 getrocknete Tomaten (ohne Öl)
> 100 g Feta-Käse
> 15 g Sprossen (z. B. Alfalfa) oder 1 Kästchen Kresse
> 1 EL Olivenöl
> Pfeffer
> Balsamicocreme

Den Backofen auf 200 °C vorheizen. Die Tomate waschen und aus der Mitte drei Scheiben abschneiden. Restliche Tomate würfeln. Zwiebel abziehen, Sellerie waschen, putzen und beides in feine Ringe schneiden. Getrocknete Tomaten in Streifen schneiden.

Die Tomatenscheiben in eine kleine feuerfeste Form (etwa 13 cm Durchmesser) legen. Die Zwiebelringe und den Feta daraufsetzen und mit dem übrigen Gemüse bestreuen. Mit Olivenöl beträufeln und mit Pfeffer übermahlen.

Im vorgeheizten Backofen 20 Minuten überbacken. Aus der Form heben oder auf einen Teller stürzen. Mit Sprossen oder Kresse bestreuen und mit Balsamicocreme beträufelt servieren.

Hinweis: Übrigen Feta-Käse können Sie auch im Rezept »Lauch in Käsesauce« (Seite 139) verwenden.

Salat vom Harzer Käse

66 g E, 21 g F, 14 g KH
Zubereitungszeit: 20 Minuten

> 200 g Harzer Korbkäse
> 1 mittelgroße, weiße Zwiebel
> 1 Fleischtomate
> 2 Stangen Staudensellerie (ca. 200 g geputzt)
> 1 großer EL Olivenöl
> 2–3 EL Aceto Balsamico
> Salz, Pfeffer
> 1 TL Kümmel nach Belieben
> 10 entsteinte schwarze Oliven

Den Käse würfeln. Die Zwiebel abziehen und in feine Ringe schneiden. Fleischtomate waschen, den Stielansatz entfernen und das Fruchtfleisch würfeln. Selleriestangen, wenn nötig, dünn schälen, waschen, putzen und würfeln.

Aus Olivenöl, Essig, Salz, Pfeffer und nach Belieben Kümmel eine Marinade bereiten und mit dem Käse und dem Gemüse vermischen. Die Oliven klein hacken und darüberstreuen.

Tipp: Der Salat schmeckt besonders gut, wenn Sie ihn eine Stunde durchziehen lassen. Die Oliven erst anschließend darüberstreuen.

Vegan

Tofu mit Paprikagemüse
21 g E, 37 g F, 18 g KH
Zubereitungszeit: 25 Min.

> 2 rote Paprikaschoten (ca. 300 g)
> 150 g Tofu
> 3 Frühlingszwiebeln
> 10 g schwarze, entsteinte Oliven
> 1 EL Olivenöl
> 2–3 EL dunkle Sojasauce
> Salz, Pfeffer
> 20 g gehackte Walnüsse

Die Paprikaschoten waschen, putzen und in schmale Streifen schneiden. Den Tofu abtropfen lassen und ebenfalls in Streifen schneiden. Die Frühlingszwiebeln putzen, abziehen und in Ringe schneiden. Die Oliven vierteln.

Olivenöl in einer geräumigen, beschichteten Pfanne erhitzen und Frühlingszwiebeln und Paprikastreifen unter Rühren anbraten, bis sie etwas Farbe angenommen haben. Den Tofu dazugeben und etwa 5 Min. weiterbraten. Die Oliven unterheben und erwärmen.

Mit Sojasauce, Salz und Pfeffer abschmecken und mit den gehackten Walnüssen bestreut servieren.

Gemüsepfanne mit geräuchertem Tofu
25 g E, 30 g F, 21 g KH
Zubereitungszeit: 25 Min.

> 1 Tomate (ca. 200 g)
> 1 kleine Zucchini (ca. 150 g)
> 1 kleine rote Zwiebel
> 1 walnussgroßes Stück Ingwerwurzel
> 2 Knoblauchzehen
> ½ Peperonischote
> 150 g geräucherter Tofu
> 1 EL Rapsöl
> 75 ml Kokosmilch
> 1 EL körniger Senf
> Salz, Pfeffer
> 20 g ohne Fett geröstete Erdnüsse

Die Tomate heiß überbrühen, häuten, den Stielansatz herausschneiden und das Fruchtfleisch würfeln. Die Zucchini waschen, putzen, längs halbieren und in Scheiben schneiden. Die Zwiebel abziehen und fein würfeln. Ingwer und Knoblauch schälen und in feine Würfel schneiden. Die Peperonischote waschen, putzen und ebenfalls fein würfeln.

Tofu abtropfen lassen und in etwa 1 cm große Würfel schneiden.

Das Öl in einer geräumigen, beschichteten Pfanne erhitzen und Zwiebel, Ingwer, Knoblauch und Peperoniwürfel kurz anbraten. Die Zucchinischeiben und Tofuwürfel dazugeben und unter Rühren Farbe annehmen lassen. Mit Kokosmilch ablöschen, den Senf einrühren und mit Salz und Pfeffer abschmecken.

Die Erdnüsse hacken und das Gericht vor dem Servieren damit bestreuen.

8. IHR WEG ZUM WUNSCHGEWICHT: VIEL LEICHTER ALS GEDACHT!

Ihr Leben ändern – aber wie?

Die 2-Tage-Diät ist nicht mit anderen Abnehmprogrammen zu vergleichen. Warum? Weil die meisten Diäten scheitern. Nur fünf Prozent der Menschen, die sich einer Diät unterziehen, nehmen dauerhaft ab. Die 2-Tage-Diät funktioniert aber anders. Das revolutionäre Konzept ist nicht darauf ausgelegt, Ihren inneren Widersacher zu bekämpfen. Stattdessen arbeiten Sie mit ihm zusammen, indem Sie zum Abnehmen anstelle des »Frustpfads« den »Lustpfad« wählen. Sie werden sehen, dass Sie Ihrem inneren Widersacher damit mehr körperliche Bewegung und eine gesündere Ernährung schmackhaft machen können.

Abnehmen mit dem inneren Widersacher

Fassen Sie Ihren Entschluss: Wollen Sie wirklich abnehmen? Dann fassen Sie einen Entschluss ohne Hintertürchen. Sagen Sie: »Ich will« statt »Ich sollte«. Formulieren Sie Ihr Ziel ganz konkret. Also nicht: »Ich sollte gesünder leben«, sondern »Ich werde zweimal pro Woche meine Kalorienzufuhr reduzieren«. Und: »Ich will zweimal pro Woche Sport treiben.« Wählen Sie möglichst positive Aussagen: »Ich will fit sein« statt »Ich will nicht mehr so unsportlich sein«.

Keine Herkulesaufgaben: Fangen Sie klein an mit unserem sportlichen Minimalprogramm ab Seite 165. Hauptsache, Sie tun überhaupt etwas regelmäßig (!) für sich. Vorhaben wie »Ab jetzt laufe ich jeden Tag eine Stunde« klingen zwar grandios, sind aber genauso grandios zum Scheitern verurteilt. Ihre persönliche Richtschnur ist das, was für Sie wirklich machbar ist.

Akzeptieren Sie Ihren »inneren Schweinehund«: Er ist ein notwendiger Teil Ihrer Persönlichkeit. Solange Sie versuchen, ihn zu überwinden, bekämpfen Sie sich selbst. Damit werden Sie nicht

> dauerhaft abnehmen können. Der ständige Kampf macht Ihr Leben nur anstrengend. Sparen Sie sich diesen aussichtslosen Dauerzwist und nutzen Sie Ihre Energie für etwas Positives.
>
> *Erkennen Sie die positiven Absichten Ihres inneren Widersachers:* Mit einem Ess- und Sporttagebuch, wie wir es Ihnen auf den Seiten 155 und 196 vorschlagen, kommen Sie Ihrem inneren Widersacher garantiert auf die Schliche. Wann lässt er Sie beim Essen über die Stränge schlagen? Wann hält er Sie vom Sport ab und lässt Sie auf dem Sofa versauern? Analysieren Sie Ihre Tagebuchaufzeichnungen und erkennen Sie die Zusammenhänge mit wiederkehrenden Situationen und Gefühlen. So kommen Sie vom »Wann« auf das »Warum«.
>
> *Unterscheiden Sie körperlichen und seelischen Hunger:* Auch wenn es Ihnen in Ihrer Kindheit oder durch viele Diäten abtrainiert worden ist – versuchen Sie, wieder ein Gespür für Ihren körperlichen Hunger zu entwickeln, aber auch für Ihre Emotionen, die Sie gern als »Appetit« verkleidet zum Kühlschrank treiben. Auch hier können Ihnen die Tagebücher helfen. Essen Sie nur dann etwas, wenn Sie wirklich Hunger haben. Ihren Frust werden Sie mit Essen sowieso nicht los – im Gegenteil.

Den inneren Widersacher akzeptieren

Zugegeben: Es ist gar nicht so einfach, seinen inneren Widersacher als einen notwendigen Teil der eigenen Persönlichkeit zu akzeptieren. Vielleicht gehören Sie auch zu jenen Menschen, die schon als Kind streng dazu angehalten wurden, sich zusammenzureißen, sich nicht gehen zu lassen oder sich zu überwinden. Dann haben Sie gelernt, Ihren inneren Widersacher systematisch zu bekämpfen.

Nach einer solchen Erziehung sind Sie als erwachsener Mensch heute natürlich der Meinung, dass Ihnen eine Veränderung Ihres

8. IHR WEG ZUM WUNSCHGEWICHT: VIEL LEICHTER ALS GEDACHT!

Lebensstils durch mehr Sport oder gesunde Ernährung mit der nötigen Disziplin doch ganz einfach gelingen kann. Und doch können Sie Ihre Vorsätze nicht einhalten. Warum? Wenn Sie nur die leistungsorientierten, disziplinierten, energiegeladenen und durchsetzungsstarken Anteile Ihrer Persönlichkeit akzeptieren, liegen Sie in einem ständigen Kampf mit Ihrer »anderen Seite«. Nämlich mit der Seite in Ihnen, die auch mal Lust hat, sich gehen zu lassen, faul oder unvernünftig zu sein, spontan irgendwelchen Impulsen nachzugeben. Doch sosehr Sie diese Seite auch in den Griff bekommen wollen, Sie werden ihrer nicht Herr, denn das ist gar nicht möglich. Mehr noch: Je mehr Sie diese Seite bekämpfen, desto widerborstiger wird Ihr innerer Widersacher. Sie sind eben nicht nur »stark« oder nur »schwach«, sondern immer beides. Es kommt also darauf an, beide Seiten als eine Einheit zu akzeptieren.

Eine gute und noch dazu amüsante Möglichkeit, die Motivation Ihres inneren Schweinhunds kennenzulernen, ist das Zwiegespräch mit ihm: »Warum tust du mir das an?«, können Sie ihn zum Beispiel fragen, wenn er Sie mal wieder spätabends zum Kühlschrank lockt. Oder: »Warum hast du keine Lust, zum Sport zu gehen?« Nach einer Weile werden Sie seine Stimme hören. Zuerst vielleicht etwas zaghaft und leise, dann aber immer deutlicher: »Dieses Diätprogramm ist nichts als Selbstquälerei. Ich fühle mich schon ganz elend.« Oder: »Du hast dir heute noch keine Pause gegönnt. Nicht das geringste Vergnügen. Keine Sekunde für dich allein.« Das sind wichtige Hinweise für Sie, denn anhand solcher Aussagen können Sie herausfinden, wo Sie den Druck drosseln können, den Sie sich selbst auferlegt haben. Wenn Sie dann einen Gang zurückschalten, wird Ihr Widersacher Sie im Gegenzug nicht mehr bei Ihren Vorhaben sabotieren.

Weil er jedoch impulsiv ist wie ein Kind und damit zwar für Spaß und Lust in Ihrem Leben sorgt, es ihm aber an Weitblick und Durchhaltevermögen fehlt, dürfen Sie ihm natürlich nicht die Kontrolle über Ihr gesamtes Leben überlassen. Setzen Sie ihm vernünftige Grenzen. Akzeptieren Sie ihn als notwendigen und völlig normalen Teil Ihrer Persönlichkeit.

Zum Thema Bewegung äußert sich ein innerer Widersacher höchstpersönlich: »Ich habe überhaupt nichts gegen Sport! Menschen, die sich regelmäßig an der frischen Luft bewegen, sind ausgeglichener, im Beruf belastbarer, damit weniger stressanfällig und insgesamt viel entspannter – nichts ist mir lieber. Während sich der Körper nämlich bewegt, laufen alle Organe auf Hochtouren, auch das Gehirn, das jetzt mit sehr viel Sauerstoff versorgt wird. Schließlich ist es dafür zuständig, dass alle körperlichen Funktionen und Abläufe optimal aufrechterhalten werden. Es hat jetzt also keine Zeit zum Grübeln! Der Mensch nimmt das als Entspannung wahr – und ich auch!«

Klar: Ganz ohne die behutsame Zähmung Ihres Schweinehunds geht es nicht. Aber sowohl Ihre sportlichen Aktivitäten als auch Ihre Ernährung sollten Sie nie ausschließlich unter den Aspekten Gesundheit, Abnehmen und erst recht nicht unter dem Motto »Selbstkasteiung« betrachten. Denn dann bringen Sie sich nicht nur um den Genuss an der Sache – was Ihnen Ihr innerer Widersacher ziemlich übel nehmen würde –, sondern Sie ziehen sich ziemlich sicher auch aus Ihrem sozialen Gefüge zurück. Was aber ist mit einem gemütlichen Essen mit Ihrer Familie oder mit Ihren Freunden? Oder mit einer geselligen Wanderung im Grünen? Das tut nicht nur Ihrem Körper gut, es ist vor allem auch Balsam für die Seele. Es wäre einfach sehr schade, wenn Sie sich abkapseln und beim Essen oder bei der Bewegung immer nur daran denken, wie viele Kalorien Sie nun schon wieder zu sich genommen oder verbrannt haben. Schluss damit!

Stellen Sie beim Abnehmen den Genuss an die erste Stelle. Freuen Sie sich auf die vielen leckeren neuen Rezepte aus diesem Buch, die Sie probieren werden. Sie sind alle ganz leicht zuzubereiten. Für die meisten brauchen Sie nicht länger als eine halbe Stunde! Haben Sie Spaß beim Kochen und freuen Sie sich beim Sport auf schöne Stunden mit Gleichgesinnten. Ein gesunder Lebensstil bedeutet nämlich keinesfalls Verzicht. Das ist ein großer Irrtum, dem viele Menschen unterliegen. Am Ende ist ein Leben im Einklang mit sich selbst immer auch ein viel leichteres Leben. Sie werden sehen! Vergessen Sie nicht: Schwierig, weil ungewohnt, ist allenfalls die Anfangsphase. Bis Ihr Körper und damit auch Ihr innerer Widersacher wiederholt die Erfahrung gemacht haben, wie wohltuend regelmäßige Bewegung und wie genussvoll gesunde Ernährung ist.

Körperliche Aktivitäten entwickeln

Wer dauerhaft abnehmen will, muss sich regelmäßig bewegen. Aber der Körper gewöhnt sich relativ schnell an mehr Bewegung. Das Zauberwort heißt Kontinuität. Wenn Sie sich also zum Beispiel vorgenommen haben, dienstags und freitags laufen zu gehen, dann haben Sie jeden Dienstag und jeden Freitag einen fixen Termin. Genießen Sie diese Verabredung mit sich selbst!

Gewohnheiten ändern

In mancher Hinsicht ist das menschliche Gehirn ein recht träges und faules Organ. Ist dort erst einmal eine Gewohnheit verankert, lässt es sich nur schwer davon überzeugen, diese wieder aufzugeben oder zu ändern. Die Lösung: Sie müssen neue Gewohnheiten einführen. Das ist möglich, wenn Sie Ihrem Gehirn immer wieder die gleichen Impulse in der gleichen Situation geben. Ideal wäre also zum Beispiel, immer zur gleichen Zeit, im gleichen Trainingsanzug und mit den gleichen Schuhen die gleiche Strecke zu absolvieren. Bis das Gehirn begriffen hat: Zur Stunde X geht es zum Laufen raus an die frische Luft. Probieren Sie es aus – es funktioniert!

Fangen Sie langsam und in kleinen Schritten an. Für Anfänger genügt es völlig, zu Beginn zweimal pro Woche 20 Minuten zu walken, zu schwimmen oder zu joggen. Legen Sie mindestens einen Ruhetag zwischen den Sporteinheiten ein. Laufen, walken oder schwimmen Sie zunächst ganz langsam. Wenn Sie es zu schnell angehen, schnappen Sie nach wenigen Minuten nach Luft und bekommen Seitenstechen. Außerdem haben Sie an den folgenden Tagen Muskelkater. Bewegen Sie sich deshalb in einem Tempo, das es Ihnen möglich macht, die beabsichtigte Dauer durchzuhalten. Schon nach wenigen Einheiten werden Sie feststellen, dass sich Ihre körperliche Verfassung verbessert. Bald fällt Ihnen Ihr Sport viel leichter. Je nach Ihrer körperlichen Verfassung können Sie die Zeiteinheit auf 30 Minuten erhöhen. Horchen Sie in sich hinein. Fühlen Sie sich nach dem Joggen, Walken oder Schwimmen frisch und fit, können Sie die Dauer weiter steigern. Doch überstürzen Sie nichts. Wichtig ist die Kontinuität. Bewegen Sie sich regelmäßig an dem von Ihnen gewählten Tag und überfordern Sie sich nicht.

Dokumentieren Sie Ihre Einheiten und Ihre Erfolge, das hilft bei der Eigenmotivation. Nutzen Sie dafür zum Beispiel das folgende Trainingstagebuch und tragen Sie Ihre Fortschritte ein.

8. IHR WEG ZUM WUNSCHGEWICHT: VIEL LEICHTER ALS GEDACHT!

Trainingstagebuch					
Wochentag	Datum	Art des Trainings Laufen, Fahrrad, Walking, Krafttraining (beim Krafttraining Übungen und Wiederholungszahl angeben)	Dauer (Minuten)	Trainingspuls	Befinden
Mo					
Di					
Mi					
Do					
Fr					
Sa					
So					

Für die Errechnung des Trainingspulses gilt folgende Formel: Pulsfrequenz nach dem Laufen messen. Er ist dann ideal, wenn der Wert 200 minus Ihr halbes Lebensalter nicht überschreitet. Beispiel: Sind Sie 50 Jahre alt, sollte Ihre Pulsfrequenz nicht über 150 liegen. Dann haben Sie sich richtig belastet.

Zugegeben, es ist oft nicht leicht, sich gleich nach dem Aufstehen am Morgen oder nach einem langen, arbeitsreichen Tag zu motivieren, die Sportsachen anzuziehen und seine müden Glieder zu bewegen. Doch vertrauen Sie darauf: Es sind wirklich nur die ersten fünf Minuten, die beschwerlich sind und in denen Ihr innerer Widersacher sich meldet. Sobald Sie diesen Punkt überwunden haben, ist die ärgste Hürde bereits geschafft. Lassen Sie sich von Ihrem inneren Widersacher nicht abhalten. Stellen Sie sich vor, wie zufrieden Sie sein werden, wenn Sie nach 30 Minuten unter der Dusche stehen. Bei den ersten Schritten fühlen sich Ihre Beine vielleicht noch müde und schwer an, doch nach fünf Minuten wird Ihnen das Laufen, Walken oder Schwimmen bereits deutlich leichter fallen. Ihr Körper ist jetzt schon ein wenig aufgewärmt, Ihre Muskeln sind elastischer geworden, sämtliche Organe sind auf die Bewegung eingestellt. Mit jedem Trainingstag wird es einfacher, weiterzumachen und sich aufzuraffen.

> **Hören Sie auf sich**
>
> Sie beeinflussen Ihre Motivation vor allem dadurch, dass Sie die »richtige« Sportart für sich wählen. Entscheiden Sie nicht nach Trend oder vermeintlicher Effizienz. Gönnen Sie sich jene Bewegungsform, die am besten zu Ihnen passt und Ihnen Spaß macht.

Bewegung im Alltag

Gehen Sie so oft wie möglich zu Fuß! Häufig ist der Weg zum Bäcker, zum Supermarkt oder zur Arbeit wenigstens teilweise auch zu Fuß oder mit dem Fahrrad zu bewältigen. Sicher ist es auch möglich, einen kurzen Spaziergang in Ihren Tagesablauf einzubauen – vielleicht in der Mittagspause oder vor der *Tagesschau*? Auch am Arbeitsplatz sind kleine Übungen zwischendurch Gold wert. Lassen Sie Lift oder Rolltreppe links liegen und steigen Sie die Treppe. Gerade wenn Sie müde sind, können Sie Ihren Kreislauf damit schnell wieder auf Trab bringen.

Das alles sind zwar Kleinigkeiten, doch in der Summe verändern Sie damit langsam, aber stetig Ihre körperliche Verfassung. Solche kurzen Bewegungseinheiten waren für die Menschen vor weniger als 50 Jahren eine Selbstverständlichkeit. Heute jedoch sitzen oder stehen wir die meiste Zeit. Mit diesen Bequemlichkeiten erweisen wir unserem Körper keinen Gefallen. Muskeln verkümmern, Gelenke »rosten ein« und überflüssige Pfunde sammeln sich an. Tun Sie etwas dagegen!

Sport hält jung

Eine biologische Gesetzmäßigkeit lautet: Die Leistungsfähigkeit eines Organismus ist außer vom Erbgut vor allem von der Qualität und Quantität seiner Beanspruchung abhängig. Wenn Sie also etwas für die Entwicklung und Erhaltung der Leistungsfähigkeit Ihres Organismus wie Herz, Kreislauf, Atmung und Stoffwechsel tun möchten, dann ist es im Alter ab 30 wichtig, große Muskelgruppen dynamisch zu beanspruchen. Damit beugen Sie sowohl Herz-Kreislauf- als auch Stoffwechselkrankheiten vor. Später geht es dann auch darum, altersbedingten körperlichen und geistigen Leistungseinbußen entgegenzuwirken. Denn bleiben Ausdauer- und Kraftbeanspruchung großer Muskelgruppen längere Zeit unterhalb einer bestimmten Reizschwelle, verlieren verschiedene Organe ihre Funktions- und Leistungsfähigkeit. Man spricht von »Alterserscheinungen«.

Experten gehen davon aus, dass regelmäßige sportliche Übungen ab dem 40. Lebensjahr den Einfluss biologischer Alterungsvorgänge verlangsamen und uns gewissermaßen gestatten, »20 Jahre lang 40 Jahre alt zu bleiben«. Der US-amerikanische Mediziner Ralph S. Paffenbarger belegte sogar eine erhöhte Lebenserwartung trainierender älterer Menschen. Er veröffentlichte

> zahlreiche Studien über die Beziehung zwischen regelmäßiger körperlicher Aktivität (Bewegung) und Langlebigkeit.

Selbstverständlich können Sie auch zu Hause etwas für Ihre Fitness tun: Legen Sie sich einen »Hometrainer« zu, etwa ein Standfahrrad, einen Stepper oder ein kleines Trampolin. Dann können Sie zwischendurch einfach mal eine Viertelstunde trainieren – vielleicht auch etwas länger …

Diese zusätzlichen Bewegungseinheiten im Alltag sind schon ein sehr guter Anfang auf dem Weg zu einem gesünderen Lebensstil. Dazu kommen ab sofort Ihre fixen Termine für den Sport. Legen Sie pro Woche zwei Ausdauersporteinheiten fest, die nach Möglichkeit nicht (!) an aufeinanderfolgenden Tagen liegen. Reservieren Sie außerdem zwei feste Termine für Ihr Muskelaufbautraining (Empfehlungen dafür finden Sie ab Seite 165). Ab jetzt haben Sie jede Woche mehrere Verabredungen mit sich selbst! Genießen Sie sie.

Wochenplan

Wenn Sie festgelegt haben, wann Sie Ihr Ausdauer- und Krafttraining absolvieren wollen, notieren Sie diese Termine in Ihrem 7-Tage-Plan. Tragen Sie zudem alle Termine und Verpflichtungen ein, die fix sind, zum Beispiel Ihre Arbeitszeit, der Zeitpunkt, zu dem Sie Ihr Kind vom Kindergarten abholen müssen, die Zeit für die Essenszubereitung und fürs Essen selbst (bitte getrennt eintragen), schließlich alle Tageszeiten, an denen Sie anderen familiären Verpflichtungen nachgehen.

Nun addieren Sie die Zeit, die Sie für alltägliche Verrichtungen wie Toilette, An- und Ausziehen sowie Schlaf benötigen. Dann tragen Sie zusätzlich die Zeit ein, die Sie für einzelne Wege benötigen (30 Minuten bis zum Arbeitsplatz, zehn Minuten bis zum Supermarkt usw.), und überlegen Sie, wie Sie diese Wege bewäl-

8. IHR WEG ZUM WUNSCHGEWICHT: VIEL LEICHTER ALS GEDACHT!

tigen (z. B. per Bus, per Auto, mit dem Fahrrad ...). Zum Schluss fehlen nur noch Ihre Freizeitaktivitäten und -termine.

Natürlich sieht der Wochenplan für jeden Menschen völlig anders aus. Dennoch werden Sie entdecken, dass neben den absoluten Verpflichtungen ein komfortables Zeitkontingent zu Ihrer freien Verfügung steht. Vielleicht wird durch den Wochenplan auch deutlich, dass Sie einige Tätigkeiten besser koordinieren können, indem Sie bestimmte Erledigungen zusammenlegen und dadurch Zeit sparen. Oder Sie erkennen erstmals, wie viel Zeit Sie vor dem Fernseher verbringen. Jeden Abend von 20 bis 23 Uhr fernsehen ergibt satte 21 Stunden pro Woche!

Auch für Sportmuffel: geringer Aufwand – tolle Ergebnisse

Sogenannter Gesundheitssport zeichnet sich dadurch aus, dass er Ihnen und Ihrem inneren Widersacher Spaß macht und Sie beide nicht überfordert. Zwischen zwei Sporttagen sollte dabei immer ein Ruhetag für Ihre Regeneration liegen. Es ist ganz klar, dass nicht jeder gleich mit einer 30-minütigen Joggingeinheit beginnen kann. Das hängt erstens vom Typ und zweitens von Ihrer bisherigen »sportlichen Laufbahn« ab. Übrigens: Auch Tanzen, Wandern und eine Radtour fallen in die Kategorie Sport.

Sport macht schlank

... wenn man im aeroben Bereich trainiert. Dieser Begriff – ebenso wie die Begriffe anaerob oder ATP – hat etwas mit Abnehmen im Zusammenhang mit Sport zu tun. Es geht dabei um die Energiebereitstellung unseres Körpers. Wollen Sie mehr dazu wissen?

ATP: Wird ein Muskel beansprucht, braucht er als Energie Adenosin-Triphosphat, kurz ATP. Diese Energie entsteht in den Zellen bei der Umwandlung von Nahrungsmitteln in ihre Grundbestandteile und wird größtenteils als Wärme über das Blut abtransportiert. Nur ein geringer Teil wird vorübergehend gespeichert und von den Muskelzellen für ihre Bewegung genutzt. Da ein belasteter Muskel bereits nach etwa zehn Sekunden das gespeicherte ATP aufgebraucht hat, benötigt er bei andauernder Belastung ständig Nachschub. Den holt er sich, abhängig von der Art, der Dauer und der Intensität der Belastung, auf zwei Arten: aerob oder anaerob.

Training im anaeroben Bereich: Anaerob heißt, dass bei der Energiegewinnung in der Zelle Sauerstoffmangel herrscht. Beim Training im Sauerstoffdefizit, etwa bei Sprints, wenn schnell hohe Energiemengen umgesetzt werden, wird Glukose ohne Beteiligung von Sauerstoff, also anaerob, zum Salz der Milchsäure abgebaut, das sich in den Zellen sammelt und den Muskel übersäuert. Eine solch hohe Belastung steigert den Verbrauch von Kalorien und unterstützt somit die Gewichtsreduktion.

Training im aeroben Bereich: Aerob bedeutet, dass genügend Sauerstoff bei der Energieumwandlung zur Verfügung steht. Bei Ausdauerbelastungen, etwa beim Dauerlauf, wird die Energie fast ausschließlich auf aerobem Weg bereitgestellt. Man nennt das auch Training im Sauerstoffüberschuss. Übrigens: Zu Beginn der Trainingsphase stellt sich der Körper darauf ein, zunächst seine Kohlenhydratdepots aufzubrauchen. Erst nach 20 bis 30 Minuten muss die Zelle vermehrt Fettsäuredepots angreifen. Nun kommt es zum aeroben Fettstoffwechsel.

Machen Sie Sport zu einer alltäglichen Gewohnheit! Ständige Wiederholung hat einen nachhaltigen Effekt auf unser Verhalten. Dazu passt ein Bild aus der Natur: Wenn Sie über eine feuchte Wiese gegangen sind, können Sie die Spur, die Sie hinterlassen haben, deutlich erkennen. Dort, wo Sie aufgetreten sind, ist das Gras niedergedrückt. Kurze Zeit später ist davon allerdings nichts mehr zu sehen, weil sich die Grashalme wieder aufgerichtet haben. Wenn Sie jedoch immer wie-

9. AUCH FÜR SPORTMUFFEL: GERINGER AUFWAND – TOLLE ERGEBNISSE

der in kurzen Abständen und an der gleichen Stelle über diese Wiese gehen, entsteht nach einiger Zeit ein Trampelpfad. Das Gras hat keine Chance mehr, sich aufzurichten – ein schmaler Weg entsteht.

Treiben Sie regelmäßig Sport, dann legen Sie ähnliche Pfade oder »Prägungen« in Ihren Nervenbahnen an. Ist Ihr Körper erst daran gewöhnt, dass Sie zweimal pro Woche Ihr Bewegungsprogramm absolvieren, dann hat eine positive Prägung bereits stattgefunden. Jetzt bewegen Sie sich um der Bewegung willen. Sie haben Lust auf Sport und freuen sich auf das gute Gefühl danach – sodass Sie nicht ununterbrochen an purzelnde Pfunde denken. Sie werden einfach laufen, walken, Rad fahren oder schwimmen, die frische Luft und die Umgebung genießen! Vielleicht ist Ihr Kopf dabei ganz frei oder Ihre Gedanken fließen.

Das Erstaunliche beispielsweise beim Ausdauertraining ist, dass Sie beginnen werden, auch die Anstrengung zu genießen. Verantwortlich dafür ist unter anderem das Serotonin (siehe dazu auch Seite 52–53), das durch die körperliche Belastung freigesetzt wird.

Gesundheitstraining

Für ausreichende und regelmäßige Bewegung sorgt in Deutschland nur jeder zehnte Erwachsene. Die meisten Menschen gehen pro Tag nicht mehr als 500 Meter zu Fuß (!), den Rest erledigen Rolltreppen, Fahrstühle und Verkehrsmittel aller Art. So kommen die meisten Menschen auf nicht mehr als 12 Minuten Bewegung pro Tag. Das ist eindeutig zu wenig!

Die gute Nachricht: Bereits nach wenigen Wochen kann ein zuvor untrainierter Mensch, egal, welchen Geschlechts oder Alters, sein körperliches Leistungsvermögen (und damit auch seine Gesundheit und sein Wohlbefinden) um das Doppelte steigern. Voraussetzung ist, dass er sich regelmäßig zweimal pro Woche jeweils 20 Minuten körperlich betätigt.

Was ist Ausdauer? Ausdauer bedeutet, dass man seine Muskelarbeit über einen längeren Zeitraum aufrechterhalten kann. Voraussetzung ist, dass die Muskeln entsprechend trainiert sind und das gesamte Herz-Kreislauf-System ihnen zuarbeitet. Was den erhofften Kalorienverbrauch anbelangt, enttäuschen Ausdauersportarten allerdings ein wenig, egal, ob Jogging, Walking oder Schwimmen. Zum Beispiel verbrennt man in 30 Minuten Jogging gerade mal 300 Kalorien. Das ist wenig, wenn man bedenkt, wie viele Kalorien in einem Stück Sahnetorte stecken.

Mit Hilfe der Muskeln: Krafttraining aus anderer Sicht

Neben Ihrem Ausdauertraining sollte auch ein gezieltes Muskelaufbautraining regelmäßiger Bestandteil Ihres künftigen Bewegungsprogramms sein. Warum? Weil Muskelzellen echte Kraftwerke sind. Sie sind leistungsfähiger und verbrauchen mehr Energie als Fettzellen – jedoch nur bei trainierten Menschen.

Sportphilosophen preisen die segensreichen Effekte von Muskelarbeit: Muskeln machen schlank. Muskeln machen gesund. Muskeln machen glücklich. Sie schützen vor Diabetes, Übergewicht und vielen anderen Zivilisationskrankheiten. Eine gute Gesamtmuskulatur verhindert zudem Beschwerden. Beispielsweise beugt eine starke Rücken- und Bauchmuskulatur Bandscheibenvorfällen wirkungsvoll vor. Sinnvoll ist auch der Muskelaufbau im Bereich des Oberkörpers. Wer seine Rücken-, Bauch-, Schulter- und Armmuskulatur trainiert, tut aktiv etwas gegen Verspannungen und sorgt gleichzeitig für eine gute Haltung. Damit sind Muskeln ein echtes »Gesundheits- und Abnehmprogramm« für den Körper. Doch ohne Bewegung gibt es keine Heilkraft der Muskeln.

Mini-Workout: nur 12 Minuten Krafttraining täglich – und die Pfunde purzeln

1. Liegestütz
Sie trainieren: Brust- und Schultermuskulatur, Armstrecker und -beuger.

In der Ausgangsposition platzieren Sie die Hände etwas mehr als schulterbreit auf Höhe der Schultern und halten den Körper in einer geraden Linie. Der Rumpf ist dabei angespannt, Ihre Knie berühren den Boden. Beugen Sie dann die Arme und senken Sie Ihren geraden Körper Richtung Boden ab (Ellenbogen zeigen schräg nach hinten), anschließend wieder nach oben drücken.

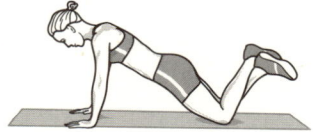
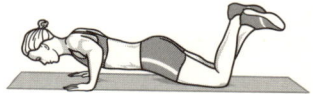

2. Arm- und Beinstrecken im Vierfüßlerstand
Sie trainieren: Rücken- und Gesäßmuskulatur, Oberschenkelstrecker.

In der Ausgangsposition platzieren Sie die Hände unter den Schultern und die Knie unter der Hüfte. Heben Sie die rechte Hand und das linke Bein vom Boden ab und strecken Sie sie gerade aus, ziehen Sie dabei die Fußspitze Richtung Schienbein. Danach kehren Sie wieder in die Ausgangsposition zurück. Halten Sie während der gesamten Übung Ihren Rumpf möglichst stabil.

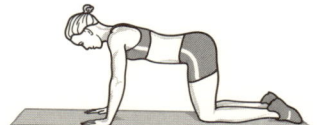
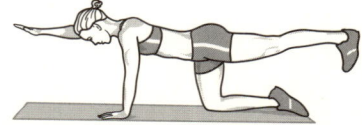

3. Schräger Crunch
Sie trainieren: gerade und seitliche Bauchmuskulatur.

Sie lösen in Rückenlage die Füße vom Boden und winkeln die Knie an. Achten Sie darauf, dass Ihr unterer Rücken am Boden aufliegt und Ihre Hände an den Ohren sind. Aus dieser Position bewegen Sie den rechten Ellenbogen zum gegenüberliegenden Knie, dafür lösen Sie den Oberkörper Wirbel für Wirbel aufrollend vom Boden.

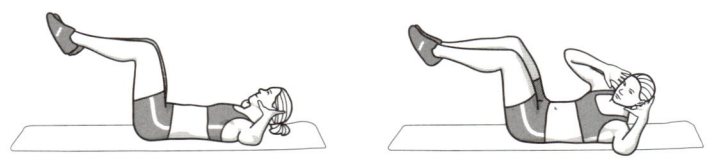

4. Schräger Crunch mit gestreckten Armen
Sie trainieren: gerade und seitliche Bauchmuskulatur.

In Rückenlage winkeln Sie das linke Knie um etwa 90 Grad an und stellen den linken Fuß auf. Positionieren Sie den rechten Fuß auf dem linken aufgestellten Knie. Dann heben Sie Ihren Oberkörper und führen beide Arme über dem Kopf langsam am linken Oberschenkel vorbei, dabei lösen Sie den Oberkörper Wirbel für Wirbel aufrollend vom Boden.

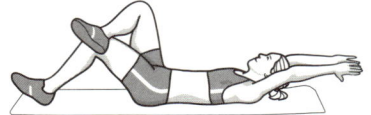 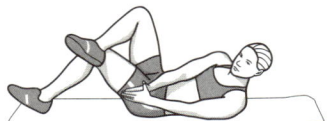

9. AUCH FÜR SPORTMUFFEL: GERINGER AUFWAND – TOLLE ERGEBNISSE

5. Seitstütz
Sie trainieren: Rumpf-, Bauch- und Schultermuskulatur.

In Seitenlage stützen Sie sich auf Ihrem linken Unterarm auf und winkeln die Knie um ca. 90 Grad an. Dann drücken Sie den Körper vom Boden hoch, lassen dabei das linke Knie auf dem Boden und stemmen den rechten Arm in die Hüfte. Senken Sie anschließend Ihr Becken wieder zum Boden ab.

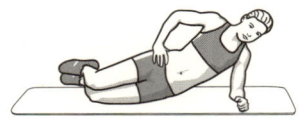 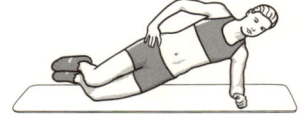

6. Einbeinige Brücke
Sie trainieren: Rücken- und Gesäßmuskulatur.

Beugen Sie in Rückenlage das rechte Bein und stellen Sie es im 90-Grad-Winkel auf, dabei ziehen Sie die Fußspitze Richtung Schienbein. Aus dieser Position spannen Sie Ihr Gesäß an und drücken die Hüfte mitsamt Ihres gestreckten linken Beins in einer Bewegung so weit nach oben, bis beide Oberschenkel parallel zueinander sind. Danach langsam wieder in die Ausgangsposition absenken.

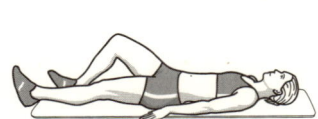 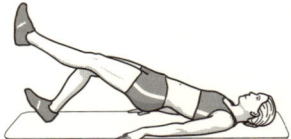

7. Ausfallschritt mit Armstemme

Sie trainieren: Oberschenkel-, Gesäß- und Schultermuskulatur.

Machen Sie mit Ihrem linken Fuß einen großen Ausfallschritt nach vorn, beide Knie sind dabei leicht gebeugt, und halten Sie einen Stab oder ein aufgerolltes Handtuch mit beiden Händen hinter dem Kopf. Aus dieser Position bewegen Sie gleichzeitig Ihr rechtes Knie zum Boden und strecken den Stab oder das Handtuch mit beiden Händen gerade über dem Kopf aus. Achten Sie darauf, dass das linke Knie sich nicht über die Zehen hinausbewegt.

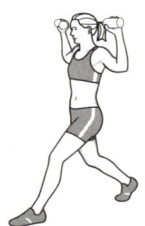 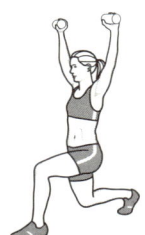

8. Armheben in Bauchlage

Sie trainieren: Schulter-, Nacken- und Rückenmuskulatur.

Legen Sie sich flach auf den Bauch und spreizen Sie Ihre Arme seitlich gestreckt nach außen ab, die Handrücken zeigen nach oben. Führen Sie nun aktiv die Schulterblätter zusammen, dabei lösen Sie die Arme und Schultern vom Boden ab. Langsam wieder in die Ausgangsposition zurückkehren.

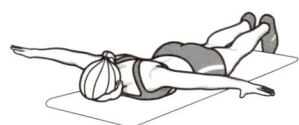 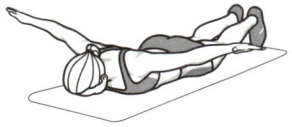

9. AUCH FÜR SPORTMUFFEL: GERINGER AUFWAND – TOLLE ERGEBNISSE

Muskeltraining ist eine sinnvolle Ergänzung zum Ausdauertraining. Es sollte zusätzlich zum Erhalt oder Aufbau von Muskulatur praktiziert werden. Das Ausdauertraining kann es aber in keinem Fall ersetzen. Eine hervorragende Kombination aus beidem ist das erfolgreiche Konzept des High Intensity Interval Training, kurz HIIT.

HIIT – intelligentes Training für Ausdauer und Kraft

Gefällt Ihnen der Gedanke, dass Ihr Fett auch dann verschwindet, wenn Sie entspannt auf dem Sofa liegen oder Zeitung lesen? Dann sollten Sie gezielt Muskelmasse aufbauen. So können Sie nachhaltig abnehmen und Ihren Körper leistungsfähig erhalten. Trainieren Sie also Ihre Muskeln. Am allerbesten geht das mit HIIT, dem High Intensity Interval Training. Es vereint Ausdauerbewegung mit Krafttraining und wirkt wie ein echter Jungbrunnen. HIIT lässt die Muskeln beim Laufen wachsen. Der Muskel wächst und die Ausdauer gleich mit. Die Fettverbrennungsöfen nehmen ihre Arbeit auf … Die Bewegung regt die Stoffwechselvorgänge im Körper intensiv an und die vermehrte Muskelmasse baut unentwegt Fett ab. Sie werden schlanker, fitter und nicht zuletzt leistungsfähiger.

Die Methode heißt High Intensity Interval Training, weil im Wechsel von lockeren und intensiven Intervallen geübt wird. Genau diese Kombination baut besonders effektiv Muskeln auf. Das Rezept lautet: kürzere und weniger häufige, dafür intensivere Trainingseinheiten zwei- bis dreimal pro Woche. HIIT basiert auf den aktuellen wissenschaftlichen Forschungsergebnissen über die Wirkung von Bewegung auf das Gewebe, insbesondere in der Muskelfaser.

Die perfekte Unterstützung dafür bieten die leckeren, eiweißbetonten Rezepte der 2-Tage-Diät (ab Seite 109). Sie liefern dem Körper ausreichend Eiweiß, das zum Muskelaufbau nötig ist. Die Kombination von HIIT und gezielter Ernährung an mindestens zwei Tagen der Woche ist unschlagbar, wenn es darum geht, Gewicht zu reduzieren und die Leistungsfähigkeit des Körpers zu steigern.

> **Effizientes Muskeltraining**
>
> Ein Muskel besteht aus roten »langsamen« und weißen »schnellen« Fasern. Die roten haben die Aufgabe, die Ausdauerleistung zu verbessern, die weißen fördern Schnelligkeit und Kraft. Wer Ausdauersport betreibt (Laufen, Fahrradfahren, Schwimmen oder Walken), trainiert damit Herz, Kreislauf, Stoffwechsel und Immunsystem. Beim Krafttraining hingegen, bei dem der Muskel zum Beispiel durch das Heben von Gewichten einem besonders intensiven Reiz ausgesetzt ist, werden Sehnen, Bänder, Gelenke und die weißen Muskelfasern trainiert. Die Muskeln werden nicht nur leistungsfähiger, sie wachsen auch. Die Anzahl der Muskelfasern steigt und der Querschnitt der Muskulatur vergrößert sich etwas. HIIT liefert somit die Antwort auf die Frage, wie sich Ausdauer und Muskelmasse zugleich effizient gewinnen lassen.

Mit HIIT kann jeder es schaffen, sein Gewicht zu reduzieren. Vor allem weil der Zeitaufwand im Vergleich zu anderen Sportarten gering ist. Hinter der Wirksamkeit des Trainingskonzepts steckt das Prinzip der Superkompensation, also die Möglichkeit des Körpers, sich an erhöhte Anforderungen mit einer entsprechenden Leistungssteigerung anzupassen. Je intensiver Sie Ihre Muskeln fordern, desto leistungsfähiger werden sie. Eine ausreichend intensive Belastung regt den Körper dazu an, sich auf künftige, ähnliche hohe Anforderungen vorzubereiten. So wird ein neues, höheres Leistungsniveau erreicht. Voraussetzung dafür sind angemessene Erholungsphasen zwischen den Spitzen. Dann nämlich findet nicht nur die Regeneration des Muskels statt, sondern auch eine Anpassung an die Belastung. Das bedeutet, die Leistungsfähigkeit Ihrer Muskeln steigt über das frühere Niveau hinaus an.

Allerdings gibt es ohne Anstrengung keinen Gewinn. Wer nachhaltig sein Gewicht reduzieren und seine Leistungsfähigkeit erhöhen möchte, dem bleibt nichts anderes übrig, als an seine körper-

9. AUCH FÜR SPORTMUFFEL: GERINGER AUFWAND – TOLLE ERGEBNISSE

lichen Grenzen zu gehen. Anders funktioniert es nicht! Dabei ist es völlig egal, ob Sie bereits sportlich aktiv sind, es immer waren oder ob Sie gerade erst das Gefühl entwickeln, langsam etwas für sich tun zu müssen. Was zahlreiche Anti-Aging-Produkte, Wellnessprogramme, Diäten oder »Gesundheitsmittelchen« versprechen – HIIT hält es. Das heißt, wenn Sie regelmäßig und konsequent Ihr HII-Training absolvieren, brauchen Sie sich vor dem Älterwerden nicht zu fürchten. Sie bleiben attraktiv und leistungsfähig, Sie versetzen Ihren Körper in die Lage, sich schnell zu regenerieren, und Sie beugen den meisten Zivilisationskrankheiten wie Herz-Kreislauf-Erkrankungen oder Diabetes Typ 2 erfolgreich vor.

Ideal: Laufen

Sie könnten HIIT beispielsweise mit dem Fahrrad ausüben, indem Sie abwechselnd in einem niedrigen Gang zügig fahren und in einem hohen Gang mit aller Kraft Vollgas geben. In vergleichbaren Intervallen können Sie auch schwimmen. Für ein regelmäßiges und effizientes HII-Training eignet sich jedoch am besten das Laufen. Das Training sieht dann, grob skizziert, folgendermaßen aus: Anstatt wie bisher ein paar Kilometer in gleichmäßigem Tempo zu joggen, verändern Sie zwischendurch immer wieder die Intensität. Einzelheiten dazu erfahren Sie in den Trainingsplänen ab Seite 182. Sie ziehen kurzzeitig spürbar das Tempo an, um damit den beteiligten Muskeln den notwendigen Trainingsreiz zu geben.

Joggen oder Walken?

Für erfolgreiches Abnehmen ist Jogging dem Walking vorzuziehen. Schließlich ist der Kraftaufwand beim Joggen um zehn Prozent höher als beim Walken. Dementsprechend sind Kalorienverbrauch und Herz-Kreislauf-Aktivierung beim Laufen höher. Sollte Ihre Gesundheit allerdings beeinträchtigt sein – sei es durch starkes Übergewicht, Diabetes, Arteriosklerose oder andere Beschwerden –, müssen Sie gemeinsam mit Ihrem Arzt entscheiden, welche Sportart für

Sie geeignet ist. Hier ist eine gründliche medizinische Untersuchung ohnehin Pflicht. Walking ist in diesem Fall als sanfter Einstieg ins Ausdauertraining vorzuziehen. Beim Aufsetzen nach der Flugphase muss beim Joggen der Fuß nämlich das Dreifache, beim Walken lediglich das Eineinhalbfache des eigenen Körpergewichts abfedern.

Wer über lange Zeit gar nichts von Bewegung wissen wollte, deutliches Übergewicht oder Gelenkprobleme hat, wird vielleicht nicht gleich laufen wollen oder können. In diesem Fall beginnen Sie mit Walken und steigern sich dann allmählich. Natürlich ist es schwer, die eigene Leistungsfähigkeit einzuschätzen, sie hängt von der individuellen körperlichen Verfassung und Fitness ab. Eine gute Möglichkeit, Ihr subjektives Empfinden als Messgröße einzusetzen, bietet der eigene Atem. In den intensiven Phasen des HII-Trainings sollte Ihr Atem sehr, sehr schwer gehen. Das entspricht der Stufe 8 auf der sogenannten Borg-Skala, die die empfundene Atemnot in einer Einteilung von 1 bis 10 erfasst. Sie können sich beim Laufen aber auch mit Hilfe einer Pulsuhr (Pulsfrequenzmessung) orientieren.

Borg-Skala für die Selbsteinschätzung

0 = überhaupt keine Atemnot
0,5 = sehr, sehr milde (knapp wahrnehmbar)
1 = sehr milde
2 = milde
3 = mäßig
4 = recht schwer
5 = schwer
6 = etwas schwerer
7 = sehr schwer
8 = sehr, sehr schwer
9 = extrem schwer (fast maximal)
10 = maximale Atemnot

9. AUCH FÜR SPORTMUFFEL: GERINGER AUFWAND – TOLLE ERGEBNISSE

> In den intensiven Phasen des HII-Trainings sollte aufgrund der Atemnot keine Unterhaltung mehr möglich sein beziehungsweise das Belastungsgefühl mindestens der Stufe 7 auf der Borg-Skala entsprechen. Wer sich lieber an der Pulsfrequenz orientiert, für den gilt in den Intensivphasen die Formel: 200 minus halbes Lebensalter. In den nicht intensiven Phasen sollte die Belastung mäßig sein, nach der Skala bei Stufe 3, Pulsfrequenz: 180 minus Lebensalter.

HIIT macht sich die Erkenntnis zunutze, dass bei jeder Art von Sport fünf motorische Beanspruchungsformen mehr oder weniger trainiert werden: Kraft, Ausdauer, Schnelligkeit, Flexibilität und Koordination. Beim Tennis beispielsweise wird die Koordination sehr intensiv, die Ausdauer nur mittelmäßig und die Kraft kaum gefordert. Beim Gewichtheben hingegen geht es hauptsächlich um Kraft, weniger um Koordination und kaum um Ausdauer.

Inzwischen weiß die Präventivmedizin, dass man idealerweise Kraft *und* Ausdauer trainieren sollte, wenn man sein Gewicht kontrollieren, aber auch gesund und leistungsfähig sein möchte. Diese beiden Trainingsformen haben erwiesenermaßen die überzeugendste und positivste Wirkung auf den Körper (lesen Sie über den HIIT-Gewinn im Infokasten auf Seite 180). Nun kann man klassisch mit großem Zeitaufwand für den Muskelaufbau Hanteln im Fitnessstudio stemmen und für die Ausdauer joggen oder schwimmen gehen. Oder man wählt die moderne Trainingsmethode HIIT und schlägt zwei Fliegen mit einer Klappe. Mit dem intensiven Intervalltraining lässt sich besonders effizient, also mit deutlich weniger Zeitaufwand (siehe Trainingspläne ab Seite 182), die Ausdauer trainieren und gleichzeitig Muskeln aufbauen. Eine klassische HIIT-Einheit dauert inklusive Aufwärmen und Stretching nur rund 30 Minuten. Zeiteffektiver kann man nicht trainieren. Eine kanadische Studie zeigt etwa, dass HIIT-Probanden in einer Nettotrainingszeit von 150 Minuten die gleichen muskulären Wachstumseffekte erzielt haben wie Probanden einer Gruppe, die 630 Minuten lang klassisches Cardiotraining betrieben hat.

HII-Trainierende sparen damit effektiv eine komplette Trainingsform ein. Das Besondere ist die veränderte Umfangs- und Intensitätssteuerung von Ausdauersportarten wie Joggen, Walken, Schwimmen oder Radfahren. Sie ermöglicht es, gleichzeitig zur Ausdauer auch Muskeln aufzubauen. Und zwar all jene Muskelgruppen, die bei der jeweiligen Sportart sowieso stimuliert werden.

Trainiert wird im Rahmen der 2-Tage-Diät an zwei Tagen der Woche. Das Programm ist so aufgebaut, dass es den Körper auf eine Weise trainiert, die gleichzeitig die roten und die weißen Muskelfasern wachsen lässt. Der Grund sind sogenannte Stoffwechselanpassungen im Muskel (es werden vermehrt Wachstumshormone ausgeschüttet). Sie finden aber nur statt, wenn durch die Intensivphasen des HII-Trainings genügend Reiz auf den Muskel ausgeübt wird. Erst dann empfindet der Muskel die Notwendigkeit, sich an die höhere Belastung anzupassen. Wer sich immer im gewohnten Trott bewegt, wird davon nicht profitieren. Das Geheimnis ist also der Rhythmus zwischen normaler Belastung und plötzlich sehr hohen Intensitäten, sogenannten Spurts, die den Muskel extrem belasten und eine Superkompensation anregen.

Voraussetzung dafür ist, dass die hohe Intensität eine bestimmte Zeit durchgehalten wird – wenig Trainierte beginnen zum Einstieg mit zehn Sekunden – und danach wieder die »normale« Ausdauerfrequenz folgt. Nach dem Training sollte man der ermüdeten Muskulatur 12 bis 72 Stunden Zeit zur Erholung lassen. Zwei bis drei Pausentage nach einem HIIT-Tag sind im Rahmen der 2-Tage-Diät also Pflicht. In dieser Zeit nämlich wird sich der Muskel auf die neuartige Belastung einstellen. Er tut in dieser Pause genau das, was wir uns von ihm wünschen – er wächst.

9. AUCH FÜR SPORTMUFFEL: GERINGER AUFWAND – TOLLE ERGEBNISSE

> **Die Grundlagen und Schlüsselfaktoren des HII-Trainings**
>
> **Trainingshäufigkeit:** Das HII-Training setzt den Reiz zum Muskelwachstum. Der Muskel wächst jedoch ausschließlich während der Regenerationsphase und nicht während der Belastung. Aus diesem Grund sollte jeder Muskel erst nach einer ausreichenden Erholungsphase wieder belastet werden.
>
> **Trainingsdauer:** Die Intensität des Trainings muss der Dauer angepasst sein.
>
> **Trainingsintensität:** Sie ist der ausschlaggebende Faktor für ein erfolgreiches HII-Training. Gemeint ist damit die Leistung, die in der Trainingszeit erbracht wird. Je kürzer die Trainingsdauer, desto höher muss die Trainingsintensität sein, um die gleiche Leistung zu erzielen. Ziel ist es, den Muskel möglichst stark zu belasten. Der Grundgedanke beim HIIT ist es demnach, den Wachstumsreiz für den Muskel mit einer sehr intensiven, aber kurzen Belastung zu setzen.

Ihr persönlicher HIIT-Test

Bevor Sie mit dem HIIT beginnen, sollten Sie Ihren Fitnessstand ermitteln, denn davon hängen die Intensitäten ab, mit denen Sie Ihr individuelles Programm absolvieren. Machen Sie also eine Bestandsaufnahme Ihrer aktuellen Leistungsfähigkeit. Hinweise auf Ihre Fitness sind: Was machen Sie bereits? Wie häufig in der Woche bewegen Sie sich in welchem Umfang? Sind Sie Ungeübter oder Fortgeschrittener? Oder anders gefragt: Sind Sie untrainiert oder trainiert?

Drei Größen bestimmen Ihre momentane Leistungsfähigkeit:

- Ausdauer
- Kraft der Beine
- Kraft der Arme

Zwei weitere Größen runden den Test ab:

- Ruhepuls
- Bauchumfang

Ein Ausdauertest und je ein Krafttest für die Arme und die Beine zeigen Ihnen, wie sportlich Sie momentan sind.

Der Ausdauertest
In welcher Zeit laufen Sie 1000 Meter? Das ist die entscheidende Frage für den ersten Testteil. Suchen Sie sich dafür in Ihrer Umgebung eine geeignete Laufstrecke von ziemlich genau einem Kilometer Länge. Am einfachsten geht es natürlich auf einem Sportplatz, den Sie 2,5 Mal umrunden müssen. Sie können die Strecke aber auch abmessen, indem Sie sie zunächst mit dem Auto oder dem Fahrrad abfahren, im Park abschreiten oder auf einer genauen Karte nachmessen.

Laufen Sie nach kurzem Aufwärmen – lockeres, sehr langsames Joggen – los. Können Sie die Strecke nicht in einem Zug durchlaufen, kein Problem. Machen Sie einfach zwischendurch Pausen. Wenn Sie nicht mehr laufen können, gehen Sie zügig weiter. Sobald Sie wieder Kraft geschöpft haben, joggen Sie die Strecke, so schnell Sie können, zu Ende. Stoppen Sie die Zeit, die Sie insgesamt brauchen, um die 1000 Meter hinter sich zu bringen. Hier Ihre Punktzahl, die Sie bitte notieren:

9. AUCH FÜR SPORTMUFFEL: GERINGER AUFWAND – TOLLE ERGEBNISSE

Auswertung Ausdauertest
Für Männer gilt:

- 7 Minuten und mehr = 1 Punkt
- 5,5 bis 7 Minuten = 2 Punkte
- unter 5,5 Minuten = 3 Punkte

Für Frauen gilt:

- 7,5 Minuten und mehr = 1 Punkt
- 6 bis 7,5 Minuten = 2 Punkte
- unter 6 Minuten = 3 Punkte

Der Krafttest für die Beine
Testen Sie, wie viele Kniebeugen Sie ohne Pause schaffen. Stellen Sie die Beine dazu gut schulterbreit auseinander und gehen Sie so weit nach unten, dass die Oberschenkel waagrecht zum Boden zeigen. Wieder aufrichten und erneut beugen.

Auswertung Krafttest Beine
Für Männer gilt:

- bis zu 19 = 0 Punkte
- 20 bis 29 = 1 Punkt
- 30 bis 39 = 2 Punkte
- 40 und mehr = 3 Punkte

Für Frauen gilt:

- bis zu 9 = 0 Punkte
- 10 bis 19 = 1 Punkt
- 20 bis 29 = 2 Punkte
- 30 und mehr = 3 Punkte

Der Krafttest für die Arme

Natürlich ist Laufen vor allem Beinsache. Doch es geht hier um den Fitnessstand Ihres Körpers im Allgemeinen. Schließlich verbrennen auch die Armmuskeln viel Fett, wenn sie gut trainiert sind. Testen Sie also, wie viele Liegestütze Sie ohne Pause ausführen können. Da Männer und Frauen hier deutlich unterschiedliche Leistungen erzielen, üben Frauen, indem sie die Knie aufsetzen, Männer testen sich im Langliegestütz ohne Knieunterstützung.

Auswertung Krafttest Arme
Für Männer gilt:

♂ bis zu 9	= 0 Punkte
♂ 10 bis 19	= 1 Punkt
♂ 20 bis 29	= 2 Punkte
♂ 30 und mehr	= 3 Punkte

Für Frauen gilt:

♂ bis zu 4	= 0 Punkte
♂ 5 bis 9	= 1 Punkt
♂ 10 bis 14	= 2 Punkte
♂ 15 und mehr	= 3 Punkte

Der Ruhepuls

Körperliche Aktivität ist die wichtigste Komponente in der Vorbeugung von Herz-Kreislauf-Erkrankungen. Ein bedeutender Faktor ist der Ruhepuls. Wenn er sinkt, sinkt auch Ihr Krankheitsrisiko. Genau das wird bereits nach wenigen Wochen HII-Training der Fall sein. Der Ruhepuls ist damit auch ein wichtiger Baustein des Eingangstests, mit dem Sie feststellen, wie intensiv Sie überhaupt mit dem Training beginnen sollten.

Der Ruhepuls muss gemessen werden, wenn Sie in den letzten Minuten oder besser Stunden keinerlei Aktivität nachgegangen

9. AUCH FÜR SPORTMUFFEL: GERINGER AUFWAND – TOLLE ERGEBNISSE

sind. Der Morgen eignet sich daher am besten für die Messung. Entweder zählen Sie vor dem Aufstehen mit den Fingern an der Halsschlagader 30 Sekunden lang Ihren Puls und verdoppeln dann den Wert – so haben Sie den Ruhepuls pro Minute. Oder noch besser Sie schlafen eine Nacht mit dem Pulsmesser um Ihre Brust. Notieren Sie gleich nach dem Aufwachen den angezeigten Wert.

Auswertung Ruhepuls
Beim Ruhepuls muss nicht zwischen den Geschlechtern unterschieden werden. Daher gilt für beide pro Minute:

- über 80 Schläge = 1 Punkt
- 60 bis 80 = 2 Punkte
- unter 60 = 3 Punkte

Der Bauchumfang
Ab Seite 39 und 62 haben Sie erfahren, dass ab einem gewissen Bauchumfang die gesundheitlichen Risiken steigen – im Leben, aber speziell auch beim Training. Daher ist dieser Messwert wichtig für die Bestimmung Ihrer optimalen Trainingsintensität. Außerdem: Wenn Sie diesen Wert einmal gemessen haben und dann etwa alle zwei Wochen neu prüfen, werden Sie Ihre Abnehmerfolge am schnellsten erkennen.

Wie Sie den Bauchumfang messen, haben Sie bereits auf Seite 92 erfahren. Hier die Auswertung:

Auswertung Bauchumfang
Für Männer gilt:

- ab 113 cm = 0 Punkte
- 103 bis 112 cm = 1 Punkt
- 95 bis 102 cm = 2 Punkte
- bis 94 cm = 3 Punkte

Für Frauen gilt:

⌀ ab 95 cm	= 0 Punkte
⌀ 89 bis 94 cm	= 1 Punkt
⌀ 81 bis 88 cm	= 2 Punkte
⌀ bis 80 cm	= 3 Punkte

Jetzt können Sie die Gesamtpunktzahl errechnen. Der folgende Überblick verrät Ihnen, welches Programm das Ihre ist.

Ab einer Gesamtpunktzahl von 14 empfiehlt sich für Sie der Trainingsplan für Geübte (Seite 186).

Haben Sie 9 bis 13 Punkte erreicht, sollten Sie mit dem Trainingsplan für Laufeinsteiger beginnen (Seite 184).

Kommen Sie auf 8 Punkte oder weniger, ist es empfehlenswert, dass Sie zunächst walken oder nordisch walken (mit Stöcken). Fangen Sie also mit dem Trainingsplan für Walker an (Seite 182).

Warum ist HIIT gesund?

Kombiniertes Ausdauer- und Krafttraining wirkt sich auf vielfache Weise günstig auf den Organismus aus:

- vergrößerter Herzmuskel
- verbesserte Herzleistung
- erhöhte Sauerstoffaufnahme
- gesenkter Ruhepuls
- Blutdruckregulation bei Bluthochdruck
- geringere Arterienverkalkung
- erhöhtes Lungenvolumen
- strafferer Haut
- erhöhte Knochendichte

9. AUCH FÜR SPORTMUFFEL: GERINGER AUFWAND – TOLLE ERGEBNISSE

Übrigens: Sport macht auch geistig fit! Bewegung setzt nämlich Nervenwachstumsstoffe frei. Bei bisher »faulen« Personen wurde nach regelmäßigem Training eine deutlich ökonomischere Hirnarbeit bei geistiger Tätigkeit festgestellt, das heißt, es mussten weniger Gehirnareale beansprucht werden als vorher.

Ihre HIIT-Trainingspläne

Der HIIT-Test hat Ihnen gezeigt, wo Sie stehen und nach welchem Trainingsplan Sie laufen sollten. Falls Sie den Fitnesstest auf den Seiten 83–90 mit Note 1 oder 2 abgeschlossen haben, spricht von Ihrer Verfassung her nichts gegen ein Lauftraining – es sei denn, Sie haben orthopädische Probleme. Dann beginnen Sie besser mit dem Walken.

Die Walker

In der Gruppe der Walker beginnen Sie mit acht Wochen (Nordic) Walking nach dem Trainingsplan auf Seite 182. In der ersten Woche müssen Sie sich erst an die Intensivphasen gewöhnen. Am besten, Sie wärmen sich zunächst gehend zwei Minuten auf. Dann steigern Sie das Tempo und folgen den Vorgaben des Programms: Erst walken und dann joggen Sie – kein Sprint. Wenn Sie Stöcke nutzen, nehmen Sie diese derweil in eine Hand. Am Ende sollten Sie ausgiebig dehnen. Übungen dazu finden Sie ab Seite 187.

2 TAGE DIÄT SIND GENUG

	Trainingsplan für Walker						
	Trainingstag 1		Trainingstag 2		Trainingstag 3		
Woche	Rhythmus	Wdh.	Rhythmus	Wdh.	Rhythmus	Wdh.
1	Walken: 3 Minuten Joggen: 20 Sekunden	5	Walken: 4 Minuten Joggen: 20 Sekunden	4	Walken: 4 Minuten Joggen: 20 Sekunden	4
2	Walken: 4 Minuten Joggen: 30 Sekunden	5	Walken: 5 Minuten Joggen: 30 Sekunden	4	Walken: 5 Minuten Joggen: 30 Sekunden	4
3	Walken: 5 Minuten Joggen: 1 Minute	5	Walken: 5 Minuten Joggen: 30 Sekunden	5	Walken: 5 Minuten Joggen: 1 Minute	5
4	Walken: 7 Minuten Joggen: 1:30 Minuten	3	Walken: 7 Minuten Joggen: 1:30 Minuten	3	Walken: 4 Minuten Joggen: 20 Sekunden	3
5	Walken: 8 Minuten Joggen: 2 Minuten	3	Walken: 8 Minuten Joggen: 2 Minuten	3	Walken: 9 Minuten Joggen: 2 Minuten	3
6	Walken: 10 Minuten Joggen: 2 Minuten	3	Walken: 10 Minuten Joggen: 2 Minuten	3	Walken: 10 Minuten Joggen: 2 Minuten	3
7	Walken: 10 Minuten Joggen: 2:30 Minuten	3	Walken: 10 Minuten Joggen: 2:30 Minuten	3	Walken: 10 Minuten Joggen: 2:30 Minuten	3
8	Walken: 10 Minuten Joggen: 3:30 Minuten	3	Walken: 10 Minuten Joggen: 4 Minuten	3	Walken: 10 Minuten Joggen: 3:30 Minuten	3

9. AUCH FÜR SPORTMUFFEL: GERINGER AUFWAND – TOLLE ERGEBNISSE

In jeder Woche wird an drei Tagen trainiert. Bei diesen Trainingstagen ist jeweils angegeben, wie lange Sie sich locker und wie lange Sie sich anschließend intensiv bewegen sollten. Die Zahl der Wiederholungen (Wdh.) zeigt an, wie oft Sie diesen Zyklus laufen sollten.

Nach acht Wochen HIIT-Walking empfehlen wir Ihnen, sich neu zu testen (ab Seite 175). Wenn es Ihre Fitness erlaubt und Sie Ihre Ergebnisse weiter verbessern möchten, sollten Sie ins Laufprogramm (Seite 184) einsteigen. Ansonsten können Sie weiter walken und die 8. Woche mehrfach wiederholen oder je nach Bedarf ausbauen.

Die Laufeinsteiger
Lassen Sie sich nicht von der vielleicht als extrem empfundenen Belastung abschrecken. Klar ist das Programm anstrengend und das Laufen fällt schwer, weil der Körper es noch nicht kennt. Aber seien Sie sicher, ab der zweiten Woche wird es spürbar besser. Der Körper braucht Zeit, um sich anzupassen. Denken Sie an Ihre Belohnung: gesteigerte Fettverbrennung, höhere Leistungsfähigkeit, optimierter Stoffwechsel.

Behutsam beginnen ...

Laufen Sie in den ersten Minuten nur so schnell, dass Sie genügend Luft bekommen. Steigern Sie die Anstrengung langsam. Das Training endet immer mit der schnellen, intensiven Phase. Werden Sie danach allmählich langsamer und gehen noch so lange, bis sich Ihr Puls beruhigt hat. Danach sollten Sie zumindest die Beinmuskulatur dehnen. Übungen dazu finden Sie ab Seite 187.

2 TAGE DIÄT SIND GENUG

Trainingsplan für Laufeinsteiger

Woche	Trainingstag 1		Trainingstag 2		Trainingstag 3	
	Rhythmus	Wdh.	Rhythmus	Wdh.	Rhythmus	Wdh.
1	Joggen: 2 Minuten Sprinten: 10 Sekunden	6	Joggen: 3 Minuten Sprinten: 10 Sekunden	4	Joggen: 2 Minuten Sprinten: 10 Sekunden	6
2	Joggen: 3 Minuten Sprinten: 10 Sekunden	6	Joggen: 5 Minuten Sprinten: 10 Sekunden	4	Joggen: 3 Minuten Sprinten: 10 Sekunden	6
3	Joggen: 4 Minuten Sprinten: 15 Sekunden	6	Joggen: 6 Minuten Sprinten: 15 Sekunden	4	Joggen: 4 Minuten Sprinten: 15 Sekunden	6
4	Joggen: 6 Minuten Sprinten: 15 Sekunden	4	Joggen: 8 Minuten Sprinten: 15 Sekunden	3	Joggen: 6 Minuten Sprinten: 15 Sekunden	4
5	Joggen: 8 Minuten Sprinten: 25 Sekunden	4	Joggen: 10 Minuten Sprinten: 25 Sekunden	3	Joggen: 8 Minuten Sprinten: 15 Sekunden	4
6	Joggen: 10 Minuten Sprinten: 25 Sekunden	3	Joggen: 10 Minuten Sprinten: 25 Sekunden	3	Joggen: 12 Minuten Sprinten: 25 Sekunden	3
7	Joggen: 10 Minuten Sprinten: 30 Sekunden	3	Joggen: 8 Minuten Sprinten: 30 Sekunden	3	Joggen: 10 Minuten Sprinten: 30 Sekunden	3
8	Joggen: 12 Minuten Sprinten: 45 Sekunden	3	Joggen: 8 Minuten Sprinten: 45 Sekunden	3	Joggen: 12 Minuten Sprinten: 45 Sekunden	3

9. AUCH FÜR SPORTMUFFEL: GERINGER AUFWAND – TOLLE ERGEBNISSE

In jeder Woche wird an drei Tagen trainiert. Bei diesen Trainingstagen ist jeweils angegeben, wie lange Sie sich locker und wie lange Sie sich intensiv bewegen sollten. Die Zahl der Wiederholungen (Wdh.) zeigt an, wie oft Sie diesen Zyklus laufen sollten.

Nach acht Wochen HIIT-Laufen empfehlen wir Ihnen, sich neu zu testen (ab Seite 175). Ihre Fitness erlaubt es nun – falls Sie Ihre Ergebnisse weiter verbessern möchten –, Ihr Laufprogramm zu steigern. Steigen Sie im Laufprogramm für Geübte bei Woche 5 ein.

Die geübten Läufer
HIIT weist selbst bei fortgeschrittenen Läufern überzeugende Vorteile gegenüber langen, gleichförmigen Läufen auf gleichbleibendem Leistungsniveau auf. Mit HIIT geben Sie Ihrem Organismus neue Impulse und können Ihre ohnehin schon beachtliche Leistungsfähigkeit weiter verbessern.

Seien Sie sich bewusst, dass das Laufprogramm für Fortgeschrittene ein sehr intensives HII-Training ist. Nach der Einheit sollten Sie sich immer noch wohlfühlen, obwohl Sie selbstverständlich erschöpft sein werden. Gibt es jedoch Anzeichen von Übelkeit oder Schwindel, sollten Sie zunächst ins leichtere Programm ab Woche 4 (Seite 184) wechseln.

Trainingsplan für Geübte

Woche	Trainingstag 1 Rhythmus	Wdh.	Trainingstag 2 Rhythmus	Wdh.	Trainingstag 3 Rhythmus	Wdh.
1	Joggen: 5 Minuten Sprinten: 30 Sekunden	4	Joggen: 5 Minuten Sprinten: 30 Sekunden	4	Joggen: 5 Minuten Sprinten: 30 Sekunden	4
2	Joggen: 10 Minuten Sprinten: 30 Sekunden	3	Joggen: 10 Minuten Sprinten: 30 Sekunden	3	Joggen: 10 Minuten Sprinten: 30 Sekunden	3
3	Joggen: 9 Minuten Sprinten: 35 Sekunden	3	Joggen: 9 Minuten Sprinten: 35 Sekunden	3	Joggen: 9 Minuten Sprinten: 35 Sekunden	3
4	Joggen: 10 Minuten Sprinten: 45 Sekunden	3	Joggen: 10 Minuten Sprinten: 45 Sekunden	3	Joggen: 10 Minuten Sprinten: 45 Sekunden	3
5	Joggen: 10 Minuten Sprinten: 1 Minute	3	Joggen: 10 Minuten Sprinten: 1 Minute	3	Joggen: 10 Minuten Sprinten: 1 Minute	3
6	Joggen: 5 Minuten Sprinten: 50 Sekunden	6	Joggen: 5 Minuten Sprinten: 50 Sekunden	6	Joggen: 5 Minuten Sprinten: 50 Sekunden	6
7	Joggen: 7 Minuten Sprinten: 1:15 Minuten	4	Joggen: 7 Minuten Sprinten: 1:15 Minuten	4	Joggen: 7 Minuten Sprinten: 1:15 Minuten	4
8	Joggen: 10 Minuten Sprinten: 1:30 Minuten	3	Joggen: 10 Minuten Sprinten 1:30 Minuten	3	Joggen: 10 Minuten Sprinten: 1:30 Minuten	3

9. AUCH FÜR SPORTMUFFEL: GERINGER AUFWAND – TOLLE ERGEBNISSE

In jeder Woche wird an drei Tagen trainiert. Bei diesen Trainingstagen ist jeweils angegeben, wie lange Sie sich locker und wie lange Sie sich intensiv bewegen sollten. Die Zahl der Wiederholungen (Wdh.) zeigt an, wie oft Sie diesen Zyklus laufen sollten.

Wenn Sie dieses Programm absolviert haben, sind Sie extrem fit! Trainieren Sie nach den HIIT-Prinzipien selbstständig weiter. Sie können dabei natürlich auch die späteren Wochen dieses Programms wiederholen.

> **Erfolgstipp**
>
> Nur wenn Dauer, Intensität und Häufigkeit des Trainings optimal aufeinander abgestimmt sind, können Sie mit maximalem Trainingserfolg rechnen. Die Pläne auf den Seiten 182–186 machen es vor – je genauer Sie sich daran halten, umso schneller kommen die Erfolge.

Effiziente Dehnübungen

1. Dehnen der Beinrückseite
Sie stehen aufrecht in Schrittstellung. Achten Sie darauf, dass beide Füße gerade nach vorne zeigen. Beugen Sie nun das vordere Bein im Kniegelenk und lassen Sie das hintere Bein gestreckt. Das Becken ist leicht vorgekippt. 15 bis 20 Sekunden halten, dann die Seite wechseln.

2. Dehnen der Wade
Sie stehen in leicht gebeugter Position und strecken ein Bein vor mit der Ferse am Boden. Das Standbein ist leicht gebeugt, stützen Sie sich darauf ab. Ziehen Sie die Fußspitze des zu dehnenden Beins nach oben. 15 bis 20 Sekunden halten, dann die Seite wechseln.

3. Dehnen der Oberschenkelvorderseite
Sie stehen aufrecht, das Becken leicht vorgekippt. Winkeln Sie ein Bein nach hinten an und ziehen Sie den Fuß des angehobenen Beins mit einer Hand in Richtung Gesäß. 15 bis 20 Sekunden halten, dann die Seite wechseln.

4. Dehnen des Nacken-/Schulterbereichs
Sie stehen aufrecht und halten den Kopf in gerader Position. Ziehen Sie die rechte Schulter nach unten und legen Sie den Kopf auf die linke Seite. Sie können diese Nackendehnung durch einen leichten Zug am Kopf mit der freien Hand unterstützen. 15 bis 20 Sekunden halten, dann die Seite wechseln.

5. Dehnen des oberen Rückens
Sie stehen oder sitzen aufrecht. Legen Sie den Kopf in Richtung Brustbein ab und ziehen Sie mit beiden Händen den Kopf leicht in Richtung Bauch. Versuchen Sie sich so weit wie möglich in Richtung Becken einzurollen. 15 bis 20 Sekunden halten, dann wiederholen.

6. Dehnen der Armmuskulatur
Sie stehen oder sitzen aufrecht und legen den rechten Arm quer über den Brustbereich. Ziehen Sie nun leicht mit dem linken Arm den rechten Arm in Richtung Brust. Achten Sie darauf, dass Sie die rechte Schulter leicht nach unten schieben. 15 bis 20 Sekunden halten, dann die Seite wechseln.

7. Dehnen der Rumpfseite
Sie stehen aufrecht und nehmen die gestreckten Arme seitlich auf Schulterhöhe. Führen Sie den rechten Arm zur linken Seite und beugen Sie den Rumpf nach links, so weit Sie können. 15 bis 20 Sekunden halten, dann die Seite wechseln.

8. Dehnen der Gesäßmuskulatur
Sie liegen auf dem Boden und schlagen das rechte gebeugte Bein über das aufgestellte linke Bein. Ziehen Sie nun mit den Händen das linke Bein in Richtung Bauch. 15 bis 20 Sekunden halten, dann die Seite wechseln.

Wann ist die beste Trainingszeit?

Auf diese scheinbar schwierige Frage gibt es eine einfache und eindeutige Antwort: Der Morgen oder Abend ist für jegliches Trainingsprogramm am besten geeignet. Der Grund liegt in der prinzipiell zwischen 6 und 9 Uhr sowie zwischen 17 und 20 Uhr erhöhten Testosteronausschüttung des Körpers – das gilt sowohl für Männer als auch für Frauen. Beide Zeiträume sind also ideal für Sport, weil das gute Angebot an diesem körpereigenen Anabolikum hervorragende Regenerationspower liefert und damit das Muskelwachstum optimal begünstigt. Entscheiden Sie also selbst, wann es Ihnen persönlich besser passt oder wann es Ihr Tagesrhythmus erlaubt.

Wer mit HIIT vor allem abnehmen möchte, ist allerdings gut beraten, sich für den »Power-Nüchternlauf mit Hormontuning« zu entscheiden. Was das ist? Sie trainieren morgens noch vor dem Frühstück und profitieren davon, dass kein durch Kohlenhydrate verursachter hoher Insulinwert Ihre Testosteronausschüttung blockiert und Ihr vermehrter Energieverbrauch somit direkt auf Ihre Fettzellen zugreift. Das heißt, Sie haben beim »Frühtraining« immer einen deutlich besseren Effekt, weil Sie die längste Nüchternphase der Nacht verlängern und damit die Fettverbrennung für den Körper erleichtern.

Wer mit HIIT aber zugleich einen Ausgleich zu einem stressigen und anstrengenden Arbeitstag schaffen möchte, sollte abends trainieren. Mit einem hohen Adrenalin- bzw. Noradrenalinspiegel haben Sie zwischen 17 und 20 Uhr genügend Leistungsreserven, um nach dem Job ein wirksames Training absolvieren zu können. Gleichzeitig optimiert sich beim Sport Ihr Hormonspiegel, Stresshormone werden also abgebaut. Reizbarkeit und Müdigkeit sind dann wie weggeblasen und eine effektive Entspannungsphase kann einsetzen. Das schaffen Sie übrigens ausschließlich mit Bewegung! Gemütlich auf der Couch sitzen mit einem Glas Rotwein oder Bier hat keinesfalls dieselbe Wirkung. Damit bleiben Sie den ganzen Abend »unter Strom«, werden schlecht schlafen und fühlen sich am nächsten Morgen wie gerädert.

Deshalb unser Tipp: Sind Sie aufgrund Ihrer Tagesaktivität sozusagen im Dauerstress, absolvieren Sie am Abend wenigstens eine kleine HIIT-Einheit von etwa 20 Minuten.

Letztlich ist die beste Trainingszeit jedoch eine persönliche Sache. Entscheidend ist das individuelle Wohlbefinden. Wer sich morgens aus dem Bett quälen muss, wird sich mit einem Abendtraining sicher leichter tun.

Keine Zeit?
Wenn Sie überhaupt kein Land sehen, Zeit für Ihr Training herauszuschlagen, werfen Sie einmal einen Blick auf Ihre Tages- und Arbeitsabläufe. Oft verschwendet man sinnlos Zeit, die besser genutzt werden könnte. Zeitverschwendung Nummer 1 sind Unterbrechungen von der Arbeit: Bleiben Sie konsequent bei Ihrer Aufgabe. Wenn Sie gestört werden, sagen Sie freundlich, dass Sie im Augenblick keine Zeit haben. Vereinbaren Sie einen anderen Zeitpunkt für ein Gespräch. Hängen Sie ein »Nicht stören«-Schild an die Bürotür und schalten Sie Ihre Mailbox an. Planen Sie einige ungestörte Stunden pro Tag ein, in denen Sie ohne Unterbrechung arbeiten und mehr schaffen können als sonst.

Erledigen Sie wichtige Angelegenheiten sofort – rufen Sie an, schicken Sie eine Mail, reagieren Sie. Kommen Sie bei einer Angelegenheit innerhalb von 72 Stunden ins Handeln, andernfalls wird das aller Erfahrung nach nie etwas. Bringen Sie mehr Ordnung in Ihr Leben, das schafft Übersicht.

Und: Egal, ob Sie eine Aufgabe erledigen oder trainieren, setzen Sie sich ein Zeitlimit und halten Sie es konsequent ein. Es gibt eine Wechselwirkung zwischen der Zeit, die uns für eine Aufgabe zur Verfügung steht, und der, die wir tatsächlich dafür brauchen. Meist

9. AUCH FÜR SPORTMUFFEL: GERINGER AUFWAND – TOLLE ERGEBNISSE

benötigen wir genauso viel Zeit, wie uns zur Verfügung steht. Positiver Nebeneffekt: Wenn Sie sich ein Zeitlimit setzen, arbeiten und trainieren Sie konzentrierter.

10.

Die Hochs und Tiefs: Wie Sie die schweren Momente meistern

Aus der Verhaltenstherapie ist bekannt, dass ein großes Ziel nur erreicht werden kann, wenn es in kleinere, machbare Schritte zerlegt wird. Keiner erreicht den Gipfel eines Berges mit nur einem Sprung. Dazu sind viele kleine Schritte nötig. Überforderung ist Gift bei jeder angestrebten Verhaltensänderung. Nur wenn ein Ziel auch erreicht wird, verankert sich die Erfahrung positiv im Gehirn und lässt sich leichter als Gewohnheit in den Alltag einbauen. Umgekehrt kann eine große, schwer zu überwindende Diskrepanz zwischen Ist- und Sollzustand Unlust, Frust und Stress erzeugen. Auch Furcht vor Misserfolg ist eine gewaltige Blockade.

Bei der Vorgabe Ihrer Ziele bedenken Sie bitte, dass Sie nicht von heute auf morgen vier Zentimeter Bauchfett einschmelzen können. Formulieren Sie Ihr Ziel besser abstrakter. Zum Beispiel: »Mein Körper freut sich, an zwei Tagen pro Woche weniger leisten zu müssen. Das kommt meiner Gesundheit und meinem Wohlbefinden zugute.« Besonders wenn Sie im Alltag dazu neigen, zu hohe Ansprüche an sich und Ihre Leistungsfähigkeit zu stellen, fahren Sie einen Gang runter. Lernen Sie die Kunst der Langsamkeit – bei gleichzeitiger Stetigkeit!

> **Tipps des inneren Widersachers**
>
> Mein Mensch hat mich folgendermaßen überlistet:
> - Er hat sich kleine Ziele gesteckt: Die haben ihn zwar angestrengt, aber eben nicht überfordert und frustriert. Da konnte ich gar nichts einwenden.
> - Mein Mensch hat sich Zeit gelassen: So eine körperliche Veränderung dauert ein bisschen – wie lange, ist bei jedem Mensch ganz verschieden. Also hat mein Mensch sich in Geduld geübt, ohne sich unter Druck zu setzen. Das war dann auch gar nicht schlimm.
> - Er hat sich mit anderen Menschen zum Sport verabredet: Das ist natürlich Geschmackssache. Manche Menschen machen Sport lieber zusammen mit anderen (ich glaube, das hat auch etwas mit uns Widersachern zu tun ...). Meinen Mensch zumindest hat das motiviert. Mir hat es auch Spaß gemacht, denn ich habe viele nette Kollegen getroffen.
> - Außerdem hat mein Mensch beim Sport nicht nur daran gedacht, wie viele Kalorien er verbrennt. Er hatte einfach Spaß an der Bewegung. Und wenn es um Spaß geht, bin ich natürlich mit von der Partie!

Weitere Hilfen, um Ihr Ziel leichter zu erreichen, sind:

1. **Formulieren Sie Ihr Ziel immer positiv.** Also möglichst nicht: »Ich kann mich nicht mehr sehen. Ich muss unbedingt diese Wampe loswerden!« Bleiben Sie locker und sagen Sie sich: »Ich möchte ein gesünderes Leben führen und gut aussehen. Das kann ich schaffen.« Oder: »Ich muss dringend mehr Sport treiben, um fitter zu sein. Ich suche mir jetzt das passende Training aus. Das wird mir guttun und ich freue mich auf das gute Gefühl nach dem Sport.«

2. Trainieren Sie am Anfang lieber weniger, dafür kontinuierlich. Schreiben Sie Ihre Termine für Ihr Ausdauer- und Ihr Krafttraining in Ihren Terminplan. Realistischer Optimismus ist gefragt, keine spontanen Waschbrettfantasien.

3. Stellen Sie sich Ihr Ziel bildlich vor. Was werden Sie empfinden, wenn Ihr Maßband einen Zentimeter weniger anzeigt? Was werden Sie sehen, wenn Sie in den Spiegel schauen? Wie werden Sie sich freuen, wenn Sie es geschafft haben? Was werden Ihre Frau/Ihr Mann, Ihre Freunde und Kollegen dazu sagen? Halten Sie sich mit diesen Visionen bei Laune. Sie helfen Ihnen beim Durchhalten.

4. Erzählen Sie anderen von Ihrem Vorhaben. Sprechen Sie unbedingt mit Ihrer Partnerin/Ihrem Partner darüber, damit diese/r Sie auch unterstützt und nicht unnötig in Versuchung führt. Berichten Sie auch Ihren Freunden und Kollegen von Ihrem Plan und halten Sie sie auf dem Laufenden. Fragen Sie Nachbarn oder Kollegen, ob sie nicht Lust haben, sich gemeinsam mit Ihnen mehr zu bewegen. So bekommen Sie unter Umständen wertvolle Unterstützung und Sie verpflichten sich selbst zu konsequentem Durchhalten.

Überprüfen Sie, wie weit Sie Ihrem großen Ziel näher kommen. Nutzen Sie dazu das Ernährungstagebuch auf Seite 196. Hier tragen Sie ein, was Sie essen und trinken und wie viele Bewegungseinheiten Sie sich pro Woche gegönnt haben. Eine gute Unterstützung ist auch, sich in Profilansicht in den verschiedenen Phasen des Programms zu fotografieren. Machen Sie gleich zu Anfang ein Bild und dokumentieren Sie dann Ihren persönlichen Fortschritt alle zwei Wochen mit einem neuen Bauchporträt.

2 TAGE DIÄT SIND GENUG

Ernährungstagebuch							
Das habe ich geschafft	Mo	Di	Mi	Do	Fr	Sa	So
keinen Alkohol (Bier, Wein, Sekt, Liköre etc.)							
keine Süßigkeiten (Schokolade, Kekse, Kuchen, Gummibärchen etc.)							
keine Weißmehlprodukte (weißes Brot, Mischbrot, Brötchen, Croissants, Brezeln etc.)							
wenig Kohlenhydrate, höchstens 150 g (möglichst wenig Brot, Reis oder Nudeln, mehr Fisch, Fleisch, Eier, Gemüse)							
keine Zwischenmahlzeiten (möglichst nur drei Mahlzeiten am Tag)							
ausreichend bewegt (20 Minuten Kraft- oder Ausdauertraining)							

10. DIE HOCHS UND TIEFS: WIE SIE DIE SCHWEREN MOMENTE MEISTERN

Das Ausfüllen des Tagebuchs sollte täglich erfolgen und ist ganz einfach:

- Für jedes gesunde Ernährungs- oder Bewegungsverhalten aus der Liste setzen Sie einen Haken.
- Je mehr Häkchen Sie setzen können, desto gesünder haben Sie sich ernährt und bewegt.
- Ihre Woche muss zwei Diättage haben. An den restlichen fünf Tagen können Sie wie gewohnt essen oder schlemmen. Vielleicht gelingt es Ihnen trotzdem, auch an den freien Tagen das eine oder andere Häkchen zu setzen!
- Ihre Woche muss außerdem zwei festgelegte Sporttage enthalten. Wenn Sie sich ausreichend bewegt haben, setzen Sie einen Haken. Den optimalen Trainingseffekt erzielen Sie, wenn Sie Ihre Sportaktivitäten auf die Tage legen, an denen Sie sich kalorienreduziert und gesund ernähren!

Checken Sie immer wieder Ihr Ziel, vor allem wenn Sie einen Durchhänger haben. Beantworten Sie für sich die Fragen: Wie wird sich mein Leben verändern? Was gebe ich dafür auf? Was ist der Preis? Ist das Erreichen des Ziels vernünftig und warum? Was hat sich geändert? Bin ich mit den Erfolgen meiner Veränderung zufrieden?

Installieren Sie sogenannte Brain Clicks. Diese Verhaltensauslöser können Sie ohne großen Aufwand in Ihren Alltag einbauen. Sagen Sie sich zum Beispiel: »Immer wenn ich beim Einkaufen an der Obst- und Gemüseabteilung vorbeikomme, kaufe ich frisches Obst für meine Zwischenmahlzeiten.« Das Gehirn lernt schnell und die Obstabteilung signalisiert bald automatisch: gutes, gesundes Obst kaufen. Außerdem weiß ich, dass Obst schmeckt und mir beim Schlankwerden hilft.

Belohnen Sie sich! Am besten natürlich mit Dingen, die mit Ihrem neuen Lebensstil zu tun haben. Kaufen Sie sich schicke Sportklamotten oder gehen Sie fein zum Sushi-Essen oder zu einem guten Vietnamesen. Im besten Fall geht es nach ein paar Wochen zum vergnüglichen Shoppen. Nämlich dann, wenn Sie eine Kleidergröße abgenommen haben!

Was tun bei Heißhunger?

Wer kennt sie nicht, die Heißhungerattacken, die unbändige Lust auf Kalorienbomben? Sie können jeden überfallen, sind sie doch oft Ausdruck von Stress, Nervosität, Langeweile und Unzufriedenheit. Sie zeichnen sich durch folgendes Muster aus:

- Es wird wesentlich schneller gegessen als normal.
- Es wird ungleich mehr gegessen als normal, oft bis zu einem unangenehmen Völlegefühl.
- Es werden große Mengen gegessen, obwohl man kein Hungergefühl mehr hat.
- Es wird in aller Regel alleine gegessen – Zeugen sind unerwünscht.
- Meist hat man anschließend ein schlechtes Gewissen.

Notieren Sie Ihre Heißhungerattacken in Ihrem Esstagebuch (Seite 196). Dann können Sie nachvollziehen, wann sie auftreten. Vielleicht haben Sie vorher jedes Mal lange nichts gegessen? Oder lösen Gefühle wie Angst und Frust bei Ihnen den starken Drang aus, Ihren Kühlschrank zu überfallen?

Als »erste Hilfe« bei Heißhunger empfehlen wir: Legen Sie dort, wo Sie früher Schokolade, Kekse, Chips oder salzige Nüsse lagerten, Depots mit Vollkorncrackern, Dörrobst oder auch Zartbitterschokolade an. Diese Depots sind wichtig für Ihren Magen und Ihre Psyche. Überlegen Sie sich aber auch Alternativen zu Verführungen aus Schokolade & Co. Wie wäre es mit Möhren? Ein Glas Tomatensaft wirkt ebenfalls Wunder. Tipp: »Kauen« Sie den Saft, das sättigt.

Sie können auch eine Liste mit Ersatzaktivitäten anlegen: Musik hören, spazieren gehen, sich mit Freunden treffen und Sport treiben. So schlagen Sie zwei Fliegen mit einer Klappe.

10. DIE HOCHS UND TIEFS: WIE SIE DIE SCHWEREN MOMENTE MEISTERN

Das Rubikon-Modell: willentliche Steuerung und Motivationsfähigkeit

Wir sprechen beim bewussten Abnehmen sowie bei einer Veränderung hin zu einem gesünderen Lebensstil von einer willentlichen Steuerung. Dafür benötigt man Techniken, mit deren Hilfe man etwas tut, obwohl es unangenehm ist, und dabei das unangenehme Gefühl überwinden kann. Eine effektive Methode geht davon aus, dass es allein darauf ankommt, den ersten Schritt zu schaffen, eine Schwelle zu überschreiten. Man sagt auch, den Rubikon überschreiten – dann gibt es kein Zurück mehr. Das Modell hinter dieser Methode heißt deshalb Rubikon-Modell.

Jeder hat seinen eigenen Rubikon. Für viele ist das Aufstehen das Schlimmste, der Schritt aus dem Bett. Oft gibt es für sie aber erst dann kein Zurück mehr, wenn sie das Haus verlassen haben. Dann treiben sie Sport, gehen ins Fitnessstudio oder fahren Rad.

Wo diese Schwelle liegt, merken die meisten schnell, wenn sie erst einmal darüber nachdenken. Um das Hindernis überwinden zu können, ist es wichtig, das Vorhaben zu konkretisieren. Es reicht eben nicht zu sagen: »Ich möchte häufiger Sport treiben.« Vielmehr müssen Sie einen Plan aufstellen. Je genauer dieser Plan ist, je differenzierter, desto einfacher ist es, ihm zu folgen. Die meisten Menschen scheitern an bestimmten Vorhaben, weil ihre Pläne unklar sind. Oder weil sie sich zu viele Auswahlmöglichkeiten offenhalten.

Ganz entscheidend ist, in welchen konkreten, immer wiederkehrenden Situationen Sie Ihr Vorhaben in den Alltag einbauen. Zum Beispiel: Ich wache morgens auf, es ist Dienstag 7 Uhr, der Termin steht auf dem Plan – es geht los. Die Verbindung mit alltäglichen Tätigkeiten hilft enorm, Dinge anzugehen, die unangenehm sind. Die Motivation wird nun stark rational, bewusst gesteuert, kalkuliert.

Natürlich ist das zunächst mühsam, denn willentliche Steuerung ist anstrengend und erfordert stärkere Ressourcen. Für die nicht ganz so Willensstarken gibt es einen Trick für diese Steuerung:

Nutzen Sie Beziehungen, also beziehen Sie andere mit ein, verabreden Sie sich zum Beispiel zum gemeinsamen Laufen. Allein die Vorstellung, dass da jemand auf mich wartet, genügt, den Plan in die Tat umzusetzen. Die soziale Verankerung von Plänen ist wohl die stärkste Strategie, um Handlungen auszulösen und Verhalten zu steuern.

Welcher Partner eignet sich am besten für eine solche Steuerung? Nach Möglichkeit sollte man sich jemanden suchen, der ähnliche Motive hat, der vielleicht auch etwas Gewicht abnehmen will. Allein die Tatsache, dass zwei Menschen das gleiche Ziel verfolgen, führt dazu, dass diese plötzlich eine Allianz bilden. Mit einem Mal ist dann nicht mehr das Ziel – nämlich abzunehmen – das Motiv, sondern die Allianz. Dieser recht simple psychosoziale Mechanismus funktioniert wunderbar.

Obendrein mag aus der gemeinsamen Aktivität sogar eine intrinsische Motivation erwachsen, weil alle Menschen ein zentrales Bedürfnis nach Verbundenheit haben. In der Regel macht es wahrscheinlich Freude, den Laufpartner zu treffen, mit ihm zu reden. Deshalb ist es für viele die beste Möglichkeit der Motivation, sich einer Gruppe anzuschließen, zusammen mit einem Partner Sport zu treiben oder auch einen Personal Trainer zu engagieren.

Die meisten Menschen empfinden es als positiv, zusammen mit anderen etwas zu erleben, gewissermaßen ein vereintes Schicksal zu teilen. Gemeinsame Aktivitäten sind darüber hinaus identitätsstiftend. Es bildet sich eine Partnerschaft aus, man ist Teil einer Gruppe. Das ist ein überaus starkes Motiv, um Sport zu treiben. Andere Motive wie Gesundheit oder Gewichtsabnahme treten dann in den Hintergrund.

Es ist wie immer eine Frage der Aufmerksamkeit: Konzentriere ich mich auf den möglichen Misserfolg? Oder darauf, was ich erlebe, wenn ich Sport treibe? Eines ist sicher: Jemand, der einmal Sport aus innerem Antrieb betrieben hat, wird ihn auch nach einem zwischenzeitlichen Scheitern wieder mögen.

10. DIE HOCHS UND TIEFS: WIE SIE DIE SCHWEREN MOMENTE MEISTERN

Ändert sich die Motivationsfähigkeit mit dem Alter?

Sie ändert sich mit den Erfahrungen, die man macht. Ein Hobbysportler, der keine echte Freude an der Bewegung empfindet und immer extrinsisch handelt, also von außen gesteuert, wird im Alter beim Sporttreiben unglücklich sein, vielleicht sogar frustriert. Die seelische Gesundheit leidet.

Dagegen wird jemand, der seine Bilder, seine Gespräche positiv auszurichten versucht, der das Schöne im Sport finden möchte – selbst wenn das Training mal anstrengend ist –, jemand also, der letztlich nach der eigenen Kompetenz oder nach Selbstbestimmung beim Sporttreiben sucht, auch im Alter positiv motiviert sein.

Die Leistung, die ein Mensch erbringt, hat immer mit seiner Psyche zu tun, denn Leistung beruht auf Verhalten und Verhalten unterliegt psychischer Regulation. Wenn ich eine bestimmte Bewegung ausübe, dann muss ich die Bewegung als regulatorisches Muster im Gehirn, mithin als psychischen Gegenstand formen. Jede Art von Leistung hängt demnach in hohem Maße mit meiner psychischen Kompetenz zusammen. Außerdem hat Leistung immer auch mit einem optimalen körperlichen Aktivierungsgrad zu tun. Das bedeutet: Wenn ich mich auf etwas freue oder vor etwas Angst habe, verändern sich meine körperlichen Funktionen, ich spanne mich an, die Herzfrequenz steigt.

In meinem Körper gibt es also psychophysische Verbindungen, die dazu führen, dass ein rein gedanklicher Prozess stets verbunden ist mit einem körperlichen Vorgang. Wenn ein Mensch nun kraft seiner Gedanken – durch Vorstellungen oder Gespräche – seine körperlichen Funktionen auf den richtigen Aktivitätslevel zu bringen vermag, dann hat das erheblichen Einfluss auf die Leistung.

Wenn ich es schaffe, das richtige Bild in meinem Kopf zu entwickeln, zum Beispiel von einem Bergwanderer, der das Gipfelkreuz vor Augen hat, dann habe ich schon halb gewonnen. Es gibt einige Hobbysportler, die von Natur aus die Mechanismen positiver Selbstmotivation beherrschen. Und dann gibt es die anderen, die gelernt haben, immer das Falsche zu denken. Die brauchen ein mentales Training ...

Machen Sie mit – es lohnt sich!

Gesund und fit zu sein ist für jeden Menschen ein erstrebenswertes Ziel. Auch Sie können es erreichen. Die 2-Tage-Diät ist perfekt dafür geeignet, ungesundes Bauchfett abzuschmelzen und die gewünschte Figur zu realisieren. Sie haben nun gelesen, wie das Konzept funktioniert, also zögern Sie nicht, es umzusetzen. Die rasche Wirkung wird Sie überzeugen, dass Sie auf dem richtigen Weg sind, um Ihre Ziele zu verwirklichen.

Lassen Sie dabei die neuen Erfahrungen in puncto Ernährung auf sich wirken und spüren Sie in sich hinein, wie gut Ihnen die beiden Fastentage pro Woche tun. Sie werden erleben, wie Ihre Pfunde schmelzen und sich Ihr Wohlbefinden von Tag zu Tag steigert.

Gelingt es Ihnen dann auch noch durch unsere zahlreichen Motivationshilfen, regelmäßige Bewegung in Ihren Alltag zu integrieren, dann steht weder Ihrem Wunschgewicht noch Ihrer körperlichen Fitness etwas im Wege.

Zweifeln Sie nicht an sich, haben Sie Selbstvertrauen. Sie werden es schaffen! Und wenn Ihnen doch einmal Ihr innerer Widersacher in die Quere kommt, nehmen Sie das Buch erneut zur Hand und lesen Sie auf Seite 191 unsere Tipps für die »schweren Momente«, die wir alle aus unserem Leben kennen.

Essen ohne schlechtes Gewissen

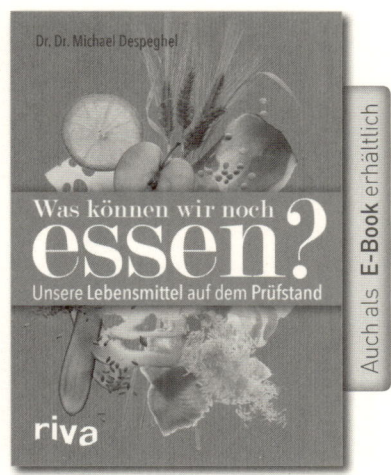

224 Seiten
Preis: 16,99 €
ISBN 978-3-86883-263-1

Dr. Dr. Michael Despeghel
Was können wir noch essen?
Unsere Lebensmittel auf dem Prüfstand

In Zeiten von Fleischskandalen, Genmais, landwirtschaftlicher Massenproduktion und Epidemien durch verunreinigte Nahrungsmittel haben wir die Orientierung und das Vertrauen in unser Essen verloren.
Was können wir noch essen? Dieses Buch liefert klare und für jedermann verständliche Antworten auf diese Frage. Dabei finden nicht nur gesundheitliche, sondern auch ökologische und ethische Aspekte Beachtung. Das Buch bespricht alle bei uns gängigen Nahrungsmittel – von Gemüse und Obst über Brot, Fleisch und Fisch bis zu Fertiggerichten und Fast Food. Tabellen zeigen auf einen Blick die jeweiligen Eigenschaften und Inhaltsstoffe der Produkte. Sie ermöglichen es dem Leser, sich im heutigen Ernährungsdschungel zurechtzufinden und Lebensmittel auszuwählen, die ihm guttun und die Umwelt schonen.

Schnell und sicher abnehmen mit Low-Carb!

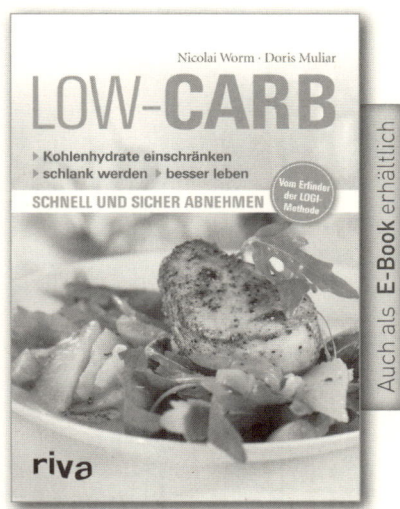

Auch als E-Book erhältlich

272 Seiten
Preis 19,99 €
ISBN 978-3-86883-101-6

Nicolai Worm
Doris Muliar
Low-Carb
Kohlenhydrate einschränken – schlank werden – besser leben

»Low carb«, also kohlenhydratarm, zu leben ist der Esstrend der Zukunft. Auch in den deutschsprachigen Ländern setzt sich in der Ernährungswissenschaft mehr und mehr die Einsicht durch, dass üppige Mengen Zucker und Stärke die Hauptverantwortung für das weit verbreitete Übergewicht tragen. Ernährungswissenschaftler und Buchautor Nicolai Worm empfiehlt einen Speiseplan auf der Basis von Gemüse, Früchten und Pflanzenölen, dazu Eiweiß in Form von Fleisch, Fisch und Milchprodukten. Reis, Nudeln oder Kartoffeln sind nur als kleine Beilagenportionen erlaubt. Diese sanfte Low-Carb-Methode ist goldrichtig für alle, die abnehmen oder einfach nur gesünder essen und sich wohlfühlen möchten.

Wenn Sie **Interesse** an **unseren Büchern** haben,

z. B. als Geschenk für Ihre Kundenbindungsprojekte, fordern Sie unsere attraktiven Sonderkonditionen an.

Weitere Informationen erhalten S e bei unserem Vertriebsteam unter +49 89 651285-154

oder schreiben Sie uns per E-Mail an:

vertrieb@rivaverlag.de